da
dor
    ao
prazer

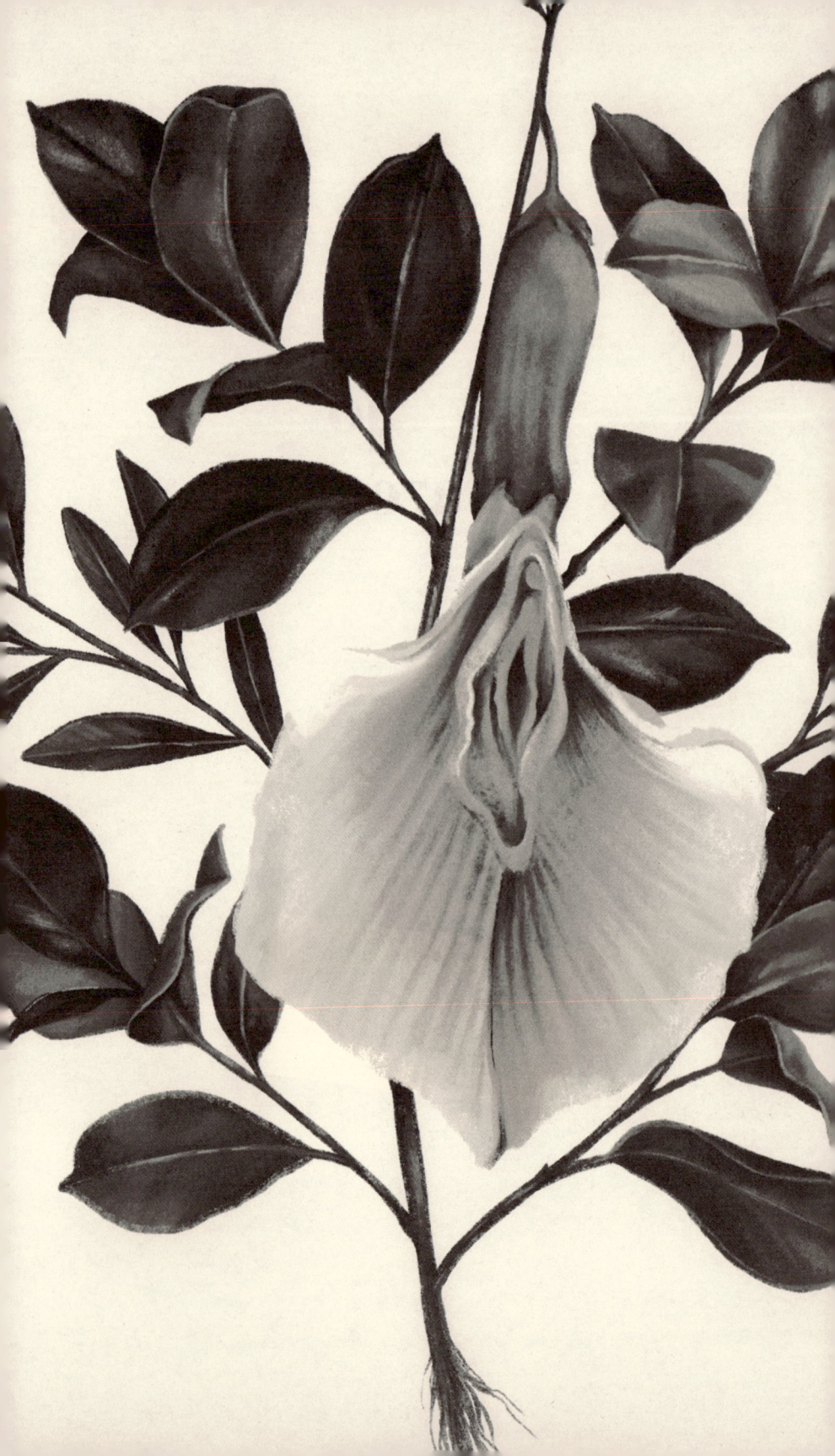

Márcia Oliveira

da
dor
ao
prazer

Os segredos para conhecer a si mesma e alcançar mais satisfação nas relações sexuais

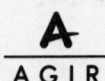

Copyright © 2023 by Márcia Oliveira

Copyright das ilustrações de capa e miolo © 2023 by Priscila Barbosa

Direitos de edição da obra em língua portuguesa no Brasil adquiridos pela Agir, selo da Editora Nova Fronteira Participações S.A. Todos os direitos reservados. Nenhuma parte desta obra pode ser apropriada e estocada em sistema de banco de dados ou processo similar, em qualquer forma ou meio, seja eletrônico, de fotocópia, gravação etc., sem a permissão do detentor do copirraite.

Editora Nova Fronteira Participações S.A.
Rua Candelária, 60 — 7.º andar — Centro — 20091-020
Rio de Janeiro — RJ — Brasil
Tel.: (21) 3882-8200

Dados Internacionais de Catalogação na Publicação (CIP)

O42d   Oliveira, Márcia
      Da dor ao prazer: os segredos para conhecer a si mesma e alcançar mais satisfação nas relações sexuais / Márcia Oliveira; ilustrações de Pri Barbosa. — 1. ed. — Rio de Janeiro: Agir, 2023.
      176 p.; 15,5 x 23cm

      ISBN: 978-65-5837-139-7

      1. Literatura brasileira. I. Título.

                                    CDD: 869.3
                                    CDU: 821.134.3 (81)

André Queiroz – CRB-4/2242

Conheça nosso site:

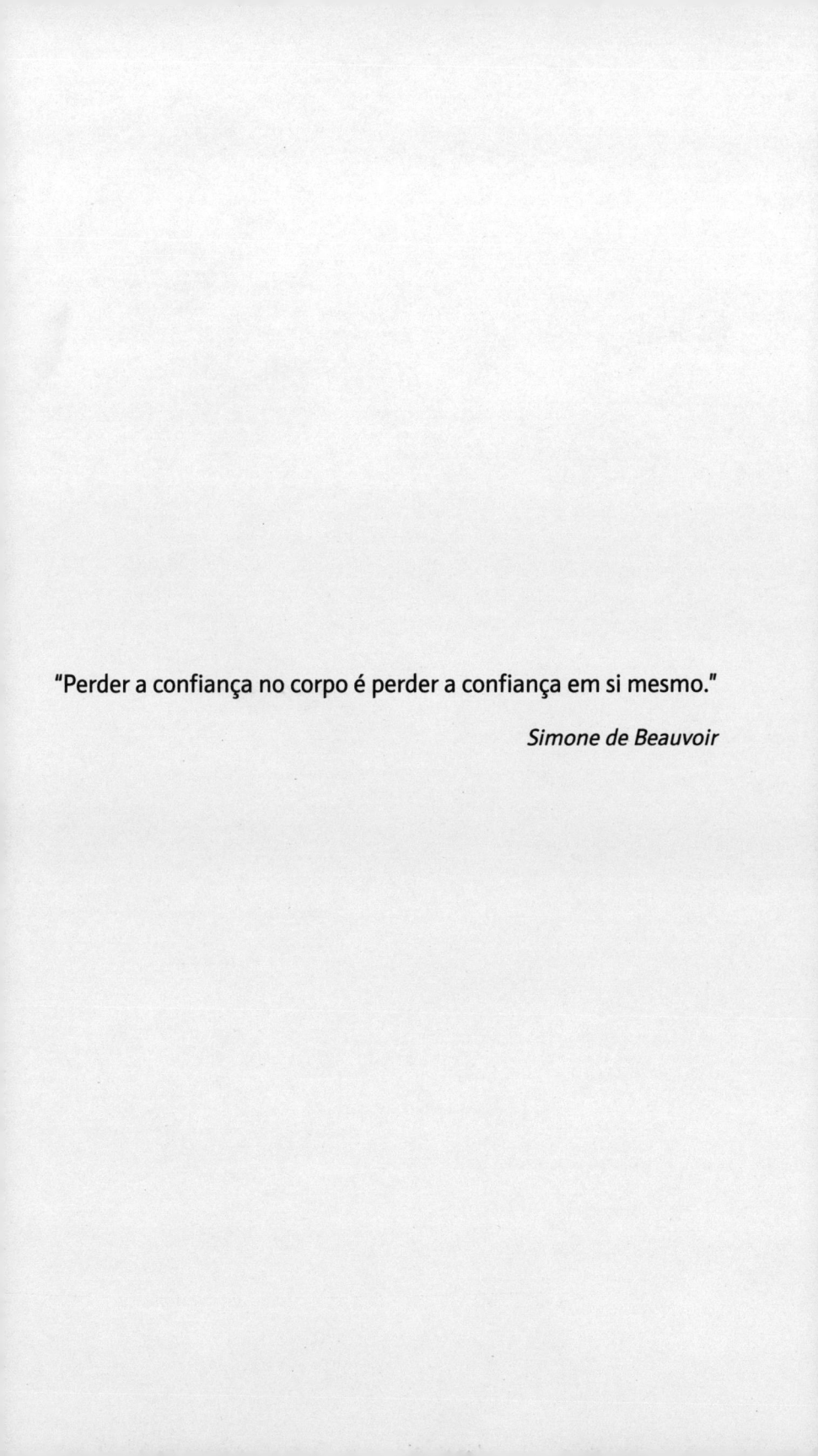

"Perder a confiança no corpo é perder a confiança em si mesmo."

Simone de Beauvoir

SUMÁRIO

INTRODUÇÃO: Por que, afinal, há tantas perguntas sem respostas?, **9**

CAPÍTULO 1: Autoconhecimento: chegando ao consultório, **19**
CAPÍTULO 2: Dor na relação sexual: dando nome aos sintomas, **35**
CAPÍTULO 3: Sua dor é real!, **53**
CAPÍTULO 4: Possibilidades terapêuticas: as possíveis soluções para sua dor, **75**
CAPÍTULO 5: Desnudando o prazer feminino, **107**
CAPÍTULO 6: Desconstruindo mitos antes da recompensa, **117**
CAPÍTULO 7: Orgasmo feminino: quando procurar atrapalha a encontrar, **129**

APÊNDICE: Manual da masturbação, **157**
BIBLIOGRAFIA, 165
AGRADECIMENTOS, 173

Introdução
POR QUE, AFINAL, HÁ TANTAS PERGUNTAS SEM RESPOSTAS?

••••••••

"Por que sinto dor no sexo? Por que minha relação sexual está atrelada ao medo da dor e à consequente falta de prazer? Por que não sou igual a todo mundo? Por que fui escolhida para ter dor na relação sexual?" G.S., 19 anos, estudante.

SÃO MUITOS OS PORQUÊS PARA ALGUMAS mulheres que, ao desenvolver uma intimidade sexual, se deparam com sensações dolorosas inesperadas.

O cerne da nossa abordagem são as desordens que causam as disfunções sexuais, colocando a dor presente no ato sexual como fenômeno central a ser tratado, sem, contudo, excluir as causas psicossomáticas, que têm grande relevância para um problema dessa grandeza.

Recordo que, certa vez, a mãe de uma paciente que estava acompanhando a filha na consulta relatou que sempre sofreu com o mesmo problema que a filha agora enfrentava, mas até aquele momento não fazia ideia do que tinha. Optou então por acompanhar a filha, pois também estava querendo uma explicação.

Na ocasião, a paciente em questão tinha sido encaminhada pela ginecologista, uma vez que não conseguia fazer os exames que necessitavam de introdução vaginal; já a mãe relatou que não suportava mais a dor da penetração no sexo e por isso optou pela separação. Essa mulher havia passado a vida inteira sem diagnóstico, achando que sua dor era algo normal e que ela não havia sido moldada para ter uma vida sexual ativa. A filha, com um quadro menos exacerbado de dor, relatava desconforto sexual moderado, mas não conseguia fazer os exames ginecológicos de caráter preventivo. Ambas tinham algumas semelhanças nas queixas, mas disfunções em níveis diferentes. No capítulo três, vamos entender melhor essas disfunções e dar nomes a cada uma delas.

Posso afirmar que o tratamento para tais distúrbios é um processo, são passos ao longo do caminho: antes de mais nada, é preciso entender a disfunção sexual dolorosa para só então tratá-la, e isso exige paciência e rigor na mesma medida.

Agora, você pode estar se perguntando: "Se tem tanta gente passando por isso, por que ninguém fala sobre esse assunto?"

As disfunções sexuais dolorosas femininas são tão comuns quanto asma, câncer ou doenças do coração, mas elas esbarram na dificuldade de comunicação que todos temos em falar sobre sexo, inclusive *nós*, profissionais de saúde.

Sabemos que alguns conceitos acerca da sexualidade feminina estão tão profundamente enraizados e cercados de tabus que até as causas clínicas das disfunções são pouco debatidas. Nos cursos de formação para profissionais da área de saúde, pouco ou nenhum tempo de seus créditos educacionais é dedicado a debater a clínica da mulher na sexualidade. O prazer feminino, então, é assunto inexistente. Entretanto, a abordagem dos temas relacionados à reprodução humana é digna de grande destaque no campo da ginecologia. Daí se deduz que podemos e devemos nos reproduzir, mas o caminho para uma sexualidade saudável ainda apresenta lacunas a serem preenchidas.

Isso também ocorre porque, sob muitos aspectos, a sexualidade da mulher sempre foi vista como um complemento da sexualidade masculina, só que menos importante. E, no que tange às disfunções, a questão é simples: os homens também têm disfunções sexuais — e isso é fato, como a dificuldade em ter ereção e a ejaculação precoce —, mas elas são obviamente visíveis; ao passo que, no caso das mulheres, como as disfunções se manifestam sob a forma de dor ou desconforto, suas queixas acabam sendo postas em dúvida. Geralmente, após um exame visual que revela que as estruturas estão perfeitamente no lugar, o diagnóstico surge como se a disfunção estivesse localizada na imaginação da paciente; ou seja: se "não vejo nada de errado", o "problema está na sua cabeça". Já recebi encaminhamento de mulheres com o diagnóstico "paciente problemática".

É inacreditável, mas, além da ausência de um diagnóstico de verdade e prescrição de tratamento correto, muitas mulheres são orientadas a tolerar a dor, quando é possível, na crença de que isso atenderá às necessidades de seus parceiros, sem que as necessidades delas estejam em primeiro plano. As orientações de "tratamento" que uma mulher recebe são: "relaxe mais", "beba um vinho", "procure uma terapeuta" (o que acho sempre válido também, mas independentemente de disfunção), "troque de namorado" e por aí vai. São poucos ainda os profissionais de saúde capacitados e treinados para lidar com a sexualidade feminina.

E, além disso, buscar ajuda também não é fácil, pois pensamentos que misturam tabus com autojulgamento, principalmente para as solteiras, podem deixar a mulher confusa com a busca pelo tratamento. O parceiro às vezes é fundamental nesse processo, mas não são raras as histórias de mulheres, de quem tive a honra de cuidar, que lutaram sozinhas para achar as respostas e soluções que seus corpos mereciam.

A proposta deste livro é quebrar o silêncio sobre o assunto. Vivemos uma era performática, e nada mais importante do que a construção de uma sexualidade genuína. Mas não podemos simplesmente abandonar a ideia tão disseminada de que sexo é algo sujo, proibido e errado e saltar para a prática de performances irreais e inalcançáveis.

O sexo identifica a pessoa, faz com que ela se sinta desejada, é parte do seu reconhecimento como ser humano — independentemente de gênero —, e na nossa sociedade ultrapassa a função reprodutiva, é um mecanismo de afeto, porque cria um vínculo emocional e cumplicidade entre os parceiros. É, sem dúvida, uma das formas mais íntimas de conexão entre as pessoas.

Na verdade, nosso corpo deveria ser nosso maior templo de prazer, já que essa é uma manifestação legítima e esperada. Não conheço nada mais autêntico e natural do que o orgasmo, e, por isso, este livro tem o objetivo de traçar uma trajetória desde a busca por uma solução da dor sexual feminina até o encontro do seu corpo com o prazer.

Alerta de spoiler: se você busca tratar sua dor, ou está em busca de opções terapêuticas para cuidar de suas pacientes, ou apenas quer saber mais sobre o assunto, compreenda que o tratamento completo proposto aqui visa a alcançar aquilo a que nossa sexualidade se destina, o **prazer feminino**. Não existe opção de tratamento sem esse alcance. Nós, seres humanos, necessitamos de recompensas para continuar executando nossas funções no dia a dia. Sem recompensa, sem execução: simples assim. Não deixe de explorar o capítulo em que descrevemos e explicamos como funciona o prazer sexual feminino, e encare como uma prova de título o capítulo sobre o orgasmo e o manual da masturbação terapêutica.

É um objetivo grandioso e acredito nele. Sei que não estamos resolvendo a questão climática, ou encontrando a cura do câncer, mas estamos dando um passo para a autonomia sexual feminina, promovendo a saúde íntima e construindo respeito.

Entenda nosso atraso — um passeio pela história sexual feminina

Mas por que razão a discussão sobre a saúde sexual feminina está tão atrasada?

A sexualidade é fruto de uma construção social e cultural, e o sexo representa um quarto da nossa qualidade de vida. Ou seja, se fazer aquilo de que gostamos, ter relações familiares e ter momentos de lazer são importantes, o sexo também é.

Mas, ao longo do desenvolvimento da sociedade, a história pôs a mulher e sua sexualidade em uma posição inferior, com inúmeras limitações e cercadas de tabus. Desde o início da era cristã, o sexo foi colocado como o responsável pelo pecado original, e muitas mulheres consideradas culpadas por deturpar a ordem social estabelecida foram queimadas em fogueiras ou diagnosticadas com graves problemas mentais.

Ainda hoje, nós, que vivemos em uma sociedade de origem judaico--cristã, colhemos os frutos desse passado e percebemos as limitações para debater, comentar e viver livremente a sexualidade.

Levando-se em consideração uma das primeiras tentativas de se romper tais limitações, vale ressaltar a pesquisa de William Masters e Virginia Johnson. Em 1957, os dois pesquisadores iniciaram suas análises acerca da sexualidade (feminina e masculina) e realizaram juntos estudos pioneiros, descrevendo o primeiro modelo de resposta sexual humana. Na época, esses estudos escandalizaram a sociedade e ambos tiveram diversos reveses na carreira. Mas o que chama a atenção na biografia não autorizada de ambos é o motivo pelo qual surgiu o interesse em estudar a sexualidade humana, em uma época na qual não havia abertura para esse tipo de debate.

Na ocasião, o dr. Masters era um renomado ginecologista especialista em reprodução humana; tinha o respeito da comunidade científica e era procurado para aplicar seus tratamentos que ajudavam as mulheres a engravidar. Mas, em alguns de seus relatos, ele descreve que a maior parte de seu sucesso com esse trabalho era porque ele "ensinava" aos casais que o procuravam como o ato sexual deveria acontecer para que houvesse maior possibilidade de fecundação. O dr. Masters percebeu que havia uma lacuna importante entre o que as pessoas efetivamente sabem sobre sexo e sua prática sexual.

Um dos marcos mais espetaculares dos anos 1960 foi a aprovação da pílula anticoncepcional, permitindo à mulher um planejamento familiar melhor, mas essa aprovação foi resultante da necessidade da mulher no mercado de trabalho e não tinha como objetivo propriamente permitir alguma liberdade sexual.

Outro pesquisador que causou muita controvérsia com suas investigações foi o biólogo Alfred Charles Kinsey. Seus estudos antecederam os de Masters e Johnson, ocorrendo entre as décadas de 1940 e 1950. Os dados coletados pelo biólogo foram bastante criticados, pois a maior parte de sua amostra era composta de presidiários, prostitutas e pessoas marginalizadas. Isso porque as pessoas "de bom caráter" não se interessavam em participar de estudos sobre sexo.

Kinsey foi fundador do Kinsey Institute, um centro de pesquisas sobre a sexualidade. Anos após a sua morte, seus alunos separaram os dados dos estudos feitos anteriormente, criticados pela comunidade científica, retirando os que foram obtidos desses indivíduos considerados "marginais"; mas, apesar dessas alterações, os resultados foram confirmados. Podemos perceber com isso que mesmo aquelas pessoas que não se enquadram em um padrão imposto pela sociedade seguem valores e costumes sexuais semelhantes, não havendo melhor ou pior quando se trata de vivenciar o sexo.

Durante anos, os comportamentos classificados como "puritanos" e "corretos" ditaram o modelo de comportamento sexual feminino, criando uma aura de pureza virginal. Durante séculos, o ato sexual foi um evento que deveria ocorrer dentro do casamento e que tinha como objetivos somente a procriação e a satisfação das necessidades do marido.

A personificação da pureza no modelo de mulher perfeita era a total ausência de desejo sexual, não sendo incomum o pensamento de que a prostituição era um "mal" necessário à satisfação masculina.

Sob a ótica da cultura, o próprio ato sexual se resumia ao coito (penetração pênis-vagina) com movimentos rítmicos e rápidos, que tinham por objetivo a procriação e o alívio das necessidades masculinas.

Até na Ásia, onde as crenças pareciam ser mais liberais, com manuais sobre sexo como o *Kama Sutra*, as mulheres eram propriedades de seus maridos, que podiam dispor delas a qualquer momento.

Vale ressaltar ainda que havia diferença de preconceito sexual por etnia. As mulheres negras jovens eram consideradas insaciáveis e sempre prontas para o sexo; por outro lado, as mais velhas eram vistas como matronas, cuidadoras da casa e da família. Com isso, apresentavam dificuldades sociais ainda maiores que as enfrentadas habitualmente por mulheres brancas.

No cenário mais recente, já na década de 1980, com a divulgação (para lá de tardia) de que a transmissão do vírus da aids não poupava os que se aventuravam em atividades sexuais sem proteção, levando ao óbito homens "de família" e suas esposas que apenas os atendiam sexualmente, criou-se uma necessidade de rever o relacionamento sexual conjugal. Pessoas que não estavam classificadas nos chamados grupos de risco para contrair o vírus (na época eram os homens gays e profissionais do sexo) estavam morrendo em decorrência da aids, por isso o ato sexual seguro deveria ser com proteção e não deveria haver variedade de parceiros(as).

Do ponto de vista jurídico, o sexo no casamento é um débito de ambos os cônjuges, mas, de certa forma, o comportamento da sociedade, em determinados estratos, vê uma obrigação feminina na disponibilidade e frequência para a prática sexual do casal.

A cobrança por mais performance e maior interesse das mulheres na atividade sexual veio em seguida, na mesma década, com a descoberta do *sildenafil* — a pílula azul do prazer masculino —, que mudou radicalmente o comportamento sexual dos homens, proporcionando mais virilidade e ereções sucessivas. Foi uma época marcada pelo aumento do número de divórcios e também pelo interesse dos homens em mulheres mais jovens e dispostas sexualmente.

Em resumo, em pouco menos de dez anos, a mulher, que antes devia ter uma sexualidade reprimida para ser considerada "decente", passa a ver sua relação mudar, e a não só ter que fazer mais sexo, mas também aprender a gostar de sexo. Passamos do "só faça quando solicitado" ao "seja performática" em um curto espaço de tempo.

É fácil imaginar que investigar as queixas sexuais femininas não era uma temática considerada tão importante, já que elas eram poucas, talvez motivadas pelo medo de exposição ou pela ausência de debates e educação sexual. E, como ainda acontece, quando existiam queixas, elas não encontravam eco na comunidade científica.

Estudos necessitam de fomento (isto é, o dinheiro destinado à pesquisa), e isso ocorre de acordo com os interesses e valores de uma sociedade. Analisando um banco de dados de pesquisas, podemos notar a escassez de estudos sobre as disfunções sexuais femininas quando levamos em conta o período: há pouco mais de três mil estudos realizados entre 1945 e 1985 disponíveis para análise; já de 1985 até os dias de hoje, podemos encontrar em torno de 15 mil. Então não há como não relacionar o comportamento social com o interesse científico por determinado assunto.

Atualmente, percebemos a valorização dessa abordagem na ciência e no ambiente familiar. Sabemos que é durante o ato sexual que se concretizam as reações mais descontroladas e genuinamente sinceras do ser humano. Ao longo desses mais de dez anos que venho cuidando de mulheres, pude perceber o potencial que existe em desenvolver com cada uma delas esse trabalho.

Porém ainda crescemos bombardeadas de mensagens que alegam existir uma única maneira de ser mulher, uma fórmula única de exercer nossa sexualidade, e aí, quando somos diferentes, não somos consideradas normais.

Algumas forças sociais que ainda vemos são sutis, mas continuam a induzir muitas mulheres a acreditar que elas têm a missão de satisfazer seu parceiro, e podemos encontrar inúmeros manuais, artigos e até cursos com o propósito de ensinar formas variadas de satisfazer um homem.

É a cultura, e não a biologia, que nos ensina a enxergar o sexo como uma conduta comportamental, mas a atividade sexual envolve processos biológicos, sociais e psicológicos. Não dá para limitar nossa sexualidade partindo de informações sem base em pesquisas. Os tratamentos disponíveis para as disfunções sexuais dolorosas e o alcance da sensibilidade prazerosa presentes na literatura científica precisam estar acessíveis a todas.

O que vai definir nossa história serão as mudanças significativas, as que vamos construir com o conhecimento livre de julgamentos, baseadas em fatos e na ciência. Por isso, apesar desse passado repressor e limitante, confesso que estou confiante e animada com o futuro, agora que já reconhecemos a sexualidade como parte importante de nossa vida e que criamos muitas de nossas expectativas no sexo.

Os distúrbios de dor sexual na mulher são atualmente reconhecidos como um tipo de dor crônica que se apresenta de forma desigual, variando de uma mulher para outra. São clinicamente descritos como dispareunia (que pode ser superficial e profunda), vaginismo, dor vulvar, vulvodínia e distúrbio da dor sexual não coital. Mas há ainda outras causas para a dor sexual, e no capítulo três veremos as principais incidências que podem provocá-la.

Ter um ou alguns desses distúrbios dolorosos não torna a mulher imperfeita. Há poder em se conhecer, em entender o próprio corpo e em ser autêntica com sua jornada sexual.

Entre os grupos de mulheres que podem apresentar as queixas de dor, temos uma variedade bem ampla: as que nunca conseguiram fazer sexo; as que conseguem, mas apresentam dor em algum momento específico da vida, como, por exemplo, após acidentes ou mesmo uma gestação; as que têm causas associadas, como endometriose; as que fizeram tratamentos oncológicos; e as mulheres na menopausa.

As disfunções dolorosas acometem mulheres em idades variadas e também não escolhem classe social. Nosso olhar neste livro visa abordar a dor como o fator central que desencadeia a disfunção, e não o inverso. No meu trabalho, por mais de uma década, vejo mulheres que querem ter uma relação com o coito, sem dor ou desconforto, e, além disso, sentir prazer com essa atividade.

Por isso, não podemos ir além sem antes passar pelo processo mais importante de correção de todos os fatos que determinaram nossa história até aqui: a falta de conhecimento sobre nosso corpo. Convido você a mergulhar comigo nesta operação de resgate do autoconhecimento do corpo feminino.

Capítulo 1
AUTOCONHECIMENTO: CHEGANDO AO CONSULTÓRIO

•••••••

DESDE QUE IDEALIZEI ESTE LIVRO, EU o imaginei fazendo o mesmo ritual que faço com cada mulher que atendi ao longo da minha vida. Depois de uma conversa detalhada, durante a qual escuto a jornada íntima e o motivo da consulta, seguimos para a parte em que fazemos a avaliação física. Às vezes, a mulher pode precisar de várias consultas até se sentir pronta para ser examinada. Ela deve sempre ter a certeza de que está no controle.

Essencial em qualquer tratamento, o exame clínico requer uma visão especializada, sim, mas é por meio da comunicação entre o corpo da paciente e seu cérebro que se processam, muitas vezes, os meios resolutivos da queixa inicial. Sou uma interlocutora, um instrumento para auxiliar nesse sistema. E, para melhorar a comunicação, é necessário reduzir o filtro protetor que possuímos quando tratamos de nos conhecer melhor.

Por isso, de forma detalhada, explico cuidadosamente como será esse estágio, já que o faremos juntas. Nessa etapa, contaremos com o auxílio de um espelho estrategicamente posicionado, que lhe dá total visão da sua genitália e, assim, poderemos encontrar todas as respostas que nos levaram até ali.

Já testemunhei as mais diferentes reações nesse momento: há as que desviam o olhar, sem querer ter esse contato visual; há as que esboçam surpresa; outras demonstram alguma curiosidade, como se tivessem encontrando um mundo completamente desconhecido; há algum rubor, e já houve vários episódios de choro desconcertante; e surgem perguntas, muitas perguntas sobre uma ou mais possíveis "anormalidades".

Mesmo tendo acesso ao "*onisciente* doutor Google", há mulheres que não se sentem representadas nas imagens da internet e acham sua genitália anormal, ou não sabem exatamente o que devem pesquisar ou como fazer a pesquisa. Na verdade, o mais comum são mulheres que nunca olharam sua genitália, e muitas das que se aventuraram a olhar o fizeram sob o jugo da comparação sem ter o conhecimento básico de como funciona seu aparelho sexual.

Já atendi várias dessas mulheres. Recentemente uma paciente de 58 anos, que já tinha visto seus genitais, relatou não ter certeza se eram *normais*. Ela havia olhado poucas vezes, achava que tinha "muita pele ali", já que não conseguia ver "o buraco da vagina, como um buraco vazio, tipo um túnel", segundo suas percepções. O que motivou sua procura por um tratamento foi a dor na penetração que a acompanhava desde o início de sua vida sexual, aos 19 anos. Nessa fase, quando era mais jovem, e até alguns anos antes, alternava momentos com dor e outros não tão dolorosos, mas o prazer de vivenciar a relação acabava por ficar limitado pelo medo de sentir dor cada vez que seu parceiro se movimentava. Ela relatou que nos últimos seis anos as dores foram se intensificando, até não conseguir mais suportar a penetração. Seu parceiro, de um relacionamento heterossexual de longa data, não forçava nada, mas ela sentia que precisava resolver aquele problema. Queria resolver, pois precisava se sentir viva sexualmente.

Ela tinha os genitais perfeitamente normais, não tinha um "defeito de fábrica" como imaginava e, como quem tem pouca intimidade com o próprio corpo, referia-se à região genital como "lá embaixo". O que na visão dela era excesso de pele eram os lábios internos maiores, e a impossibilidade de ver o orifício da vagina se devia a uma leve flacidez das paredes vaginais, que não chegava a ser um grande prolapso (ver capítulo três). Chamava atenção o fato de nunca ter se masturbado; apesar de ter tentado várias vezes, não conseguia gostar. Orgasmo? Não tinha certeza quanto a isso, mas gostava de intimidade sexual. Apesar da alteração hormonal que vinha enfrentando por causa da menopausa, havia um único detalhe de sua anatomia que também a levava a sentir dor na sua relação, e que discutiremos ainda neste capítulo.

Algumas pessoas têm visões diferentes quanto à sua intimidade, mas, na verdade, cada um absorve aquilo que pode a partir da própria perspectiva. Nesse momento, você talvez esteja surpresa com afirmações do tipo "achar que teve ou não um orgasmo", mas saiba que as incertezas que pairam sobre o que sentimos e a expectativa sobre o que imaginamos que devemos sentir em se tratando de sexo são quase uma unanimidade. E, mais adiante, vamos ter a oportunidade de nos aprofundar nesse assunto.

Outro detalhe importante que vale ressaltar é o fator *tempo*. O tempo que cada pessoa leva para buscar tratamento, ou que permanece sem intimidade sexual, ou que passa sem tentar ter uma penetração. Temos uma relação ruim com o tempo por julgarmos que deve existir um "tempo adequado" para se desenvolver sexualmente, mas não é simples seguir um modelo quando se trata de maturidade sexual.

Para que você possa seguir comigo nesta experiência, vou lhe sugerir que o melhor é se despir logo de julgamentos. Ao longo desses anos cuidando de mulheres com disfunções sexuais aprendi que:

1) O tempo de cada um é diferente; cada pessoa desenvolve suas necessidades e seus interesses sexuais em momentos diferentes.

2) As pessoas não conseguem aprender sobre sexo sem julgamentos; não é como aprender português ou matemática, pois nós, seres humanos, deixamos a cultura influenciar nossos aprendizados.

3) As pessoas *acham* que **todos sabem** como praticar sexo de forma satisfatória e prazerosa e ainda *supõem* que todos **estão** praticando, mas a verdade é que não é bem assim. As disfunções sexuais fazem parte da vida de uma parcela considerável da população. Há uma infinidade de livros, séries de TV e artigos sobre o assunto. Todos nós carregamos uma história invisível e única sobre nossa jornada sexual, e esta, por si só, merece tolerância e respeito.

Então, se por acaso você sentir vontade de pular este capítulo, talvez por fazer parte daquelas que se recusam a olhar ou sentem alguma vergonha do próprio corpo, ou mesmo por achar que estas informações são desnecessárias, conceda a si mesma o benefício da curiosidade para que possamos explorar juntas as partes que compõem nossa sexualidade e, ainda juntas, seguir em busca do melhor tratamento. Afinal, se algo entre as nossas pernas não funciona como esperamos que funcione, é fundamental conhecer o que temos lá.

Espelho, espelho meu, o que traz para nós?

Nosso primeiro contato visual é com a nossa genitália externa, chamada de vulva. Aquilo tudo que vemos no espelho é a nossa vulva, que pode estar ou não coberta de pelos, pode estar com a coloração mais escura ou mais clara do que imaginávamos, pode não ser (e muito provavelmente não é) como as que você talvez tenha visto em alguma foto ou vídeo, mas, sim, é sua vulva.

A vulva de nenhuma mulher segue um padrão, e ser diferente é absolutamente normal! Sempre ressalto que ela carrega nossa identidade e que é essa individualidade que faz cada mulher ter uma beleza única.

Todas as estruturas que vamos descrever fazem parte da vulva. Muitas vezes encontramos queixas de dor relacionadas a ela, mas essa área também pode lhe proporcionar prazer excepcional em diversas partes. Muitas pessoas ainda confundem vulva com vagina, mas vulva é tudo que conseguimos ver em nossos genitais: o monte púbico, os lábios, o clitóris, a vagina e a uretra.

Monte púbico ou monte de Vênus

Na parte de cima da vulva, temos o que chamamos de *monte púbico*, a área em que estão os pelos pubianos. Essa região costuma ter uma camada de gordura, que varia em cada mulher: em mulheres muito magras pode ser bem fininha, ao passo que em outras pode haver um acúmulo maior. Essa área tem um número considerável de terminações nervosas, e é comum sentir excitação ao se estimular o monte púbico: o "amasso" da fase de namoro é a prova disso. Não é de fato o local mais *uau!*, mas dá para ter uma sensação agradável ao acariciá-lo.

Essa camada de gordura tem uma função de "almofada", já que logo abaixo vem um tecido ósseo que podemos sentir ao colocarmos a mão — a sínfise púbica —, local da união dos dois ossos da pelve, que na verdade é uma articulação. No ato sexual, essa "almofada" desempenha uma função de amortecimento durante o atrito corporal. Algumas pessoas podem sentir desconforto nessa articulação durante o atrito sexual, quando, por exemplo, não há a camada de gordura, mas também há mulheres que se incomodam com a gordura local, achando-a esteticamente excessiva. Porém, quando entendem a função dessa "almofada", as mulheres, em sua grande maioria, ficam satisfeitas com sua presença. A remoção cirúrgica de qualquer excesso é usualmente feita em mulheres que perderam peso em grande quantidade, e não há relatos sobre a alteração de sensibilidade.

É curioso como nós mulheres nos concedemos a permissão cultural de fazer críticas e encontrar defeitos em partes do nosso corpo. Ao longo deste livro, espero conseguir explicar um pouco da função biológica da nossa sexualidade e desconstruir um pouco da cultura da aparência em que estamos aprisionadas.

Pelos

Ser mulher significa ter *pelos*! Pelos são proteína morta que, além da função de proteção enquanto barreira física, serve também para estimular o sistema sensorial. Sim! Eles contribuem para o processo de excitação. O toque ou a carícia sobre eles faz o pelo se curvar, ativando o folículo — a parte viva do pelo —, onde temos muitas terminações nervosas, criando uma experiência sensorial.

Lábios externos e internos

Abaixo do monte púbico temos os *lábios*, primeiro os externos, que são recobertos de pelos. Essa área é muito sensível ao toque, e algumas mulheres aqui no Brasil optam por depilá-la, mas vale ressaltar que a retirada dos pelos com cera quente não é uma prática mundialmente realizada, e artigos científicos citam esse tipo de depilação como possível causadora de reações alérgicas e também uma causa agravadora da vulvodínia, que é uma disfunção sexual que causa dor e ardência vulvar.

Os lábios externos são formados por dobras de pele e gordura, ao passo que os lábios internos possuem um tecido diferente: com muitos vasos sanguíneos no seu interior, são envolvidos por uma mucosa, que é um tecido mais úmido e mais macio.

Ambos os lábios têm terminações nervosas e são importantes na estimulação sexual, e durante a excitação eles se enchem de sangue e mudam de cor. Com a chegada da menopausa, os dois sofrem alteração de coloração, no tamanho e na textura.

Talvez você já tenha ouvido falar dos lábios como lábios maiores (os externos) e lábios menores (os internos), mas essa nomenclatura é muito confusa e também contraditória, e não corresponde à realidade da maioria das mulheres. Um estudo mostrou que 73% das mulheres têm os lábios internos maiores que os externos, sugerindo assim que a denominação de lábios como maiores ou menores é ultrapassada e imprecisa.

A paciente de quem falei no início deste capítulo integra esse grupo de mulheres, que apresenta lábios internos maiores, e parte da sua queixa de dor se devia a um detalhe relacionado a eles: quando o pênis ia entrar na vagina, parte do tecido dos lábios se dobrava e ficava comprimida na entrada da vagina, o que a machucava. Mesmo na juventude, ela sentia esse tipo de dor algumas vezes, o que desencadeava um comportamento de proteção, que a levava a sentir ainda mais dor.

Em alguns casos, pode-se optar por retirar cirurgicamente parte desse tecido, mas, como em toda cirurgia, o risco envolve alteração de sensibilidade. No caso dela, bastava que "guiasse" a entrada do pênis, posicionando-o com a própria mão. Nós mulheres somos incontestavelmente habilidosas ao manejar objetos, desde a colocação de roupas com fechos complexos até o uso de brincos e diversas outras joias que conseguimos colocar mesmo no escuro. Então por que não auxiliar o parceiro nessa introdução? Ele não sabe o caminho e, ao tentar encontrá-lo, pode acabar machucando sem essa intenção. E cada uma de nós é capaz de guiá-lo através da própria percepção corporal.

No imaginário de algumas mulheres e também de homens, existe ainda a ideia de que a vagina se une ao pênis como um ímã, mas não há magnetismo aí, só mecânica mesmo. Depois dessa orientação, já ali na primeira consulta, ela parou de machucar seu lábio interno — e ainda me confidenciou que seu parceiro gostou de ela ter tomado a iniciativa de ser a condutora da penetração, que no seu caso ocorreu depois que tratamos também a atrofia vaginal ocasionada pela menopausa.

Clitóris

O *clitóris* é o órgão sexual feminino da sensação. Esse é o local do *uau!* Tem como função, pelo que se sabe até o momento, dar prazer! À diferença dos homens, cujo pênis tem outras funções, como eliminação da urina e reprodução, o clitóris é pura sensação. Costumo apresentá-lo como o *bon vivant*, o cara da satisfação.

Mas ele é definitivamente um órgão subterrâneo. Do tamanho de uma ervilha, sua parte visível é apenas a ponta do *iceberg*, e ele possui o mesmo tecido da glande (cabeça) do pênis; porém é dotado de uma quantidade muito maior de terminações nervosas, uma vez que ocupa uma área muito menor. Ou seja, uma fartura de possibilidades.

Com o espelho, o que vemos é apenas a glande do clitóris, encoberta por uma camada de pele chamada de capuz — que pode ser maior ou menor, variando também de mulher para mulher. Às vezes, para ter uma maior percepção de prazer, a mulher precisa puxar esse capuz para deixar a glande mais exposta.

A parte do clitóris que não vemos é feita de tecido erétil, o mesmo tecido que forma o pênis e que se enche de sangue durante a excitação sexual. Essa parte interna é composta por corpo, raiz, crura e bulbos, e seu tamanho total varia entre nove e 11 centímetros.

Apesar da semelhança com o pênis, há algumas diferenças importantes:

- Após a ejaculação, o pênis geralmente amolece e volta ao seu estado original de repouso, no entanto o clitóris pode permanecer "ereto", isto é, cheio de sangue, após o orgasmo, se a mulher ainda estiver excitada. Com isso, nem sempre é preciso muito tempo de descanso entre um orgasmo e outro, e a mulher pode, assim, ter sucessivos orgasmos sem nenhum período de intervalo; ou seja, como já disse antes, ele nos proporciona uma fartura de possibilidades.
- Outra diferença é que o clitóris responde a tipos diferentes de estímulos, e essa área erétil não fica tão rígida e dura como o

pênis. A crura e os bulbos ficam cheios de sangue, sim, mas permanecem macios, e, sendo maleáveis, respondem à pressão imposta pela penetração, fazendo com que a vagina exerça uma pressão suave e macia internamente ao pênis, causando uma sensação prazerosa para ambos.

É importante ressaltar que, mesmo na época atual, ainda estamos inseridos em uma cultura falocêntrica, que considera apenas como sexo verdadeiro a relação "pênis dentro da vagina", como vimos no caso Monica Lewinsky.[1] No entanto, o clitóris é que é o órgão da sensação! É ele o responsável pelo prazer sexual feminino, o que não desmerece o prazer através da penetração vaginal; só o responsabiliza também por esse feito, já que a ciência nos confirma que a sensação prazerosa advinda da penetração é resultado dos nervos que circundam o clitóris e sua parte interna, que envolvem o canal vaginal.

Outra notícia maravilhosa é que a resposta sexual clitoriana e o orgasmo feminino não são afetados pelo envelhecimento. Ou seja, além de ser um prazer ao alcance das nossas mãos, ele ainda é vitalício.

Uretra e vagina – os "buracos" da vulva

Dois dos orifícios que temos estão presentes na vulva (o ânus não faz parte da vulva), e um deles é a *uretra*, um buraquinho bem pequeno, quase imperceptível, por onde sai a urina. Ele fica logo acima da vagina, bem próximo de sua entrada. Por essa proximidade, sempre orientamos o cuidado e a importância de se fazer xixi após a atividade sexual com penetração vaginal, para reduzir a possibilidade de infecção urinária.

---

1 Monica Samille Lewinsky é uma ativista, autora e personalidade televisiva americana, conhecida por seu período como estagiária na Casa Branca durante o governo do presidente Bill Clinton, com o qual esteve envolvida num escândalo após a divulgação de que mantiveram relações sexuais.

Não é incomum encontrarmos uretras que mais se assemelham a um donut; suspeita-se que tal alteração esteja ligada à menopausa.

No pequeno espaço entre o orifício da uretra e a vagina, temos o chamado vestíbulo, um local macio, onde se encontram as glândulas de *Skene*. Essas são glândulas secretoras de um líquido esbranquiçado, relacionado à ejaculação feminina. O vestíbulo acaba por envolver toda área externa da vagina e também é suscetível a disfunções dolorosas.

Aqui vamos além do espelho, e, se for possível, esse é o momento de explorar com o dedo, para conhecer um pouco mais sobre nosso corpo. O que vamos encontrar é um ambiente quente e úmido, com algumas variações no relevo.

Já a *vagina* é um tubo revestido por mucosa, com pregas. Além dessa mucosa, ela possui ainda outras duas camadas: uma muscular e outra com maior concentração de tecido nervoso, chamada adventícia. Esse tubo se conecta com o útero e normalmente tem de sete a nove centímetros de comprimento. No dia a dia, quando estamos em repouso, suas paredes ficam próximas, mas durante a excitação e no caso de penetração elas têm a capacidade de se distender, e esse tubo se alonga para acomodar o pênis. Também no parto vaginal, a vagina pode se expandir o suficiente para a passagem de um bebê. No entanto, em ambas as situações, o tamanho volta ao normal depois. Estamos falando de um local envolvido por tecido muscular estriado, e, se não houver rompimento de fibras, a recuperação é total. Mas, como falaremos mais adiante, é possível que um dos casos de dor na relação sexual tenha sua origem no parto, e, nesse caso, o mecanismo de lesão pode estar diretamente ligado ao trauma mecânico causado pela compressão durante o período gestacional, pela lesão mecânica durante a passagem do bebê, pelo uso de procedimentos cirúrgicos ou por uma combinação desses.

Nas paredes laterais da entrada da vagina, temos as glândulas de *Bartholin,* que, durante a excitação, produzem muco lubrificante para facilitar a penetração, caso ela vá ocorrer. Essas glândulas correspondem a apenas 5% da lubrificação feminina; todo o resto depende do plexo vascular da vagina e do endométrio, sendo essa uma das mais importantes razões de se manter exercícios durante toda a vida íntima da mulher. Vale ressaltar que algumas mulheres têm mais lubrificação, outras menos, e há ainda aquelas que mesmo estando excitadas podem não ter nenhuma lubrificação, e isso é absolutamente comum.

Logo após a entrada da vagina, há uma camada muscular capaz de se contrair ao redor do pênis durante o ato sexual. Algumas vezes essa musculatura pode agir de forma inconsciente, com uma tensão de contração forte, que vem a causar dor, como no *vaginismo*.

As pregas ou rugas que existem no interior da vagina podem perder a elasticidade com o envelhecimento, assim como a mucosa que a reveste pode se tornar mais fina, deixando o tecido que está abaixo mais exposto e sensível ao toque. Nesse caso também pode causar dor e ardência, como acontece na atrofia ocasionada na menopausa.

Dentro da vagina pode haver ainda (ou não) o hímen, um tecido que não possui função biológica, sendo apenas um resquício de pele; algumas mulheres nascem sem ele. Essa pele apresenta pequenos vasos sanguíneos que podem (podem, não é regra) sangrar durante a primeira experiência sexual com penetração vaginal. Com o dedo introduzido no canal vaginal, conseguimos sentir o movimento dos músculos da região genital, que serão muito utilizados no tratamento das disfunções e na conquista do prazer.

Períneo

Ainda com nosso espelho, localizamos abaixo da vagina e da pele que a envolve a continuação do vestíbulo, que é também uma mucosa, um tecido bem macio, e mais abaixo temos o *corpo perineal* ou *períneo*, cuja pele é semelhante à dos lábios externos e do monte púbico. Com o dedo sobre o períneo ou corpo perineal, também podemos perceber o movimento de contração e relaxamento da região genital, quando ainda não conseguimos introduzir o dedo no canal vaginal, seja porque essa introdução causa dor ou pelo fato de a mulher ainda não ter tido nenhuma experiência sexual. Nos casos em que optamos por não fazer essa introdução no primeiro momento (lembre-se de que tudo é absolutamente consentido), usamos o dedo sobre o períneo para analisar a função muscular.

O que o espelho não mostra, mas que não deve escapar à nossa atenção
Vasos, nervos e músculos

Outra parte que não é visível durante a avaliação com o espelho, mas que conseguimos sentir juntas e avaliar, são os tecidos moles, uma parte da região denominada *assoalho pélvico*.

O assoalho pélvico é um conjunto de tecidos responsável pela sustentação da bexiga, do útero e do intestino, e também pela manutenção da postura e movimentação do corpo, como o ato de andar. Ele possui músculos, ligamentos e fáscias. As fáscias são um tipo específico de tecido que está presente em absolutamente tudo e funciona como um revestimento que age na mobilidade dos tecidos, auxiliando e por vezes limitando seus movimentos.

Os músculos têm papel importante na função sexual, pois ajudam na irrigação de sangue do clitóris, atuam na compressão vaginal e auxiliam no fechamento da uretra e do ânus durante o ato sexual. Suas atividades e coordenação agem para o perfeito funcionamento sexual, e, em caso de incoordenação muscular, podemos ter a presença de disfunções. Mas também podem surgir disfunções musculares decorrentes de pontos de tensão, ou pontos-gatilho, que são pontos dolorosos nos músculos, com diferentes origens, como algum posicionamento articular, ou de origem postural, causa traumática, ou até mesmo emocional, já que nossas tensões são transmitidas aos tecidos corporais.

Note que as funções sexuais que citei não estão ligadas a nosso comando consciente, mas ao mesmo tempo somos capazes de contrair e relaxar os músculos do assoalho pélvico voluntariamente.

A musculatura do assoalho pélvico possui peculiaridades importantes: ela tem ação voluntária e involuntária, ou seja, por um lado, temos como gerar movimentos, mas, por outro, essa musculatura tem suas próprias ações. Sua composição de fibras musculares é feita de tal forma que está constantemente em contração, raramente entrando em fadiga, o que se deve a um sofisticado processo neuronal ainda não totalmente compreendido.

Dividimos os músculos do assoalho pélvico em superficiais e profundos. Mesmo com a ação conjunta de todos eles, os superficiais estão mais voltados para as funções sexuais e de continência, e os profundos, para suporte corporal.

Importante destacar que algumas disfunções sexuais podem ser provenientes de músculos que não são considerados como pertencentes ao assoalho pélvico, mas que estão conectados a ele, em proximidade e função, como, por exemplo, os músculos relacionados a movimentos dos membros inferiores e os que auxiliam na manutenção da postura. Quando falarmos mais sobre disfunções e tratamento, vamos destacar a atividade de músculos que podem estar afetando a função sexual. Somos um complexo biológico emaranhado, e uma parte depende do bom funcionamento da outra para estar em perfeita harmonia. Uma alteração postural com queixa de dor lombar, tão comum de se ouvir, por exemplo, pode ser a causadora de uma queixa de dor sexual.

A região pélvica é riquíssima em vasos sanguíneos que servem para nutrição, oxigenação e ainda para produção de secreções e da lubrificação vaginal. O fluxo de sangue genital contribui também para manutenção da temperatura local e para a sobrevivência de vários microrganismos da nossa flora natural presentes nessa área. Hábitos que adquirimos e que são muito comuns nos dias de hoje, como ficar sentadas por longos períodos, contribuem para reduzir o fluxo de sangue para nosso assoalho pélvico, comprometendo seu bom funcionamento e sua saúde. Os fios condutores de sensibilidade são os nervos, um emaranhado que se comunica por intermédio de moléculas chamadas neurotransmissores.

No assoalho pélvico, o principal ramo é de um nervo misto, tanto sensitivo (conduz as sensações) quanto motor (conduz as informações de movimento), chamado pudendo. A característica mista desse circuito será a chave para muitos dos processos de reabilitação que veremos no capítulo sobre a importância dos exercícios. Mas outros nervos que estimulam a cavidade pélvica podem ter em seu trajeto alterações que venham a deflagrar algias sexuais.

Na pelve, à diferença de outros segmentos do corpo, há uma mistura de funções em que o nível inconsciente e involuntário passa gradativamente a ser substituído pelo consciente e voluntário. Podemos observar isso quando nossa bexiga está se enchendo, por exemplo; não nos damos conta de que a bexiga está armazenando a urina até o momento em que, consciente e voluntariamente, precisamos segurar a urina até sua eliminação. Assim, com esse complexo sistema neuronal, usamos o controle voluntário para tratar as disfunções dolorosas que afetam a sexualidade e vamos além: conduzimos voluntariamente nosso corpo à possibilidade de prazer.

Um buraco mais embaixo

O *ânus* não faz parte da vulva, como já foi mencionado, mas julguei importante incluí-lo neste livro, até porque ele é objeto de investigação na busca pela saúde sexual da mulher.

Trata-se do orifício de eliminação das fezes, a porta final do nosso tubo digestivo. Por isso, quando há penetração anal com mais de 17 centímetros pode ocorrer uma dor tipo cólica, o que não quer dizer que uma introdução menos profunda também não possa causar dor.

Mas, assim como há sensibilidade para dor no local, também há para prazer, e, sim, há relatos documentados de orgasmo com penetração anal.

Considere que o principal órgão do prazer está entre as orelhas e a possibilidade de prazer também depende do contexto sexual. Mas cabe ressaltar que a anatomia anal tem o traçado favorecendo a saída e não a entrada.

Não estou recomendando nem jogando um balde de água fria em seus planos ou desejos sexuais, mas vamos esclarecer pontos importantes:

- Sexo anal pode ser também uma via para se adquirir infecções sexualmente transmissíveis, então não entre numa de que "aqui pode, porque não engravida", e de que pode relaxar da proteção.
- Use lubrificante, pois não há glândulas e plexo vascular para essa finalidade no ânus.
- Hemorroidas podem surgir ou se agravar; caso você já tenha, trate delas! O mesmo vale para a presença de fissuras anais. Essas podem tornar o tecido perianal doloroso e estar associadas a alterações de pele como líquen (ver capítulo três), que ampliam o cenário de dor sexual.
- Jamais permita que haja a introdução na vagina sem antes trocar o preservativo ou lavar o pênis ou até mesmo os dedos, pois o ânus contém resíduos fecais e bactérias que, se entrarem em contato com a vagina, vão gerar uma infecção.
- A frequência aumentada de relações anais pode estar associada a incidência de incontinência fecal, então moderação pode ser uma alternativa interessante.

Se você aprecia o sexo anal, estes são cuidados básicos para preservar a integridade e a saúde do ânus. Essa região é extremamente delicada e pode ser explorada para o prazer, com carícias, com sexo oral e até mesmo introdução.

Pontos-chave — seguindo com a busca de soluções

Por si só, o desconhecimento do próprio corpo já pode causar um quadro de dor na relação sexual, como vimos no caso da paciente mencionada no início deste capítulo — parte do problema era uma variação pra lá de comum na anatomia vulvar, que pode ser contornada com autoconhecimento. Por isso, é minimamente razoável ter consciência das peças que nos compõem para que possamos, juntas, buscar entender o mecanismo que pode estar ocasionando a dor na prática sexual.

Não se trata de saber nomes e localização, mas a que se destina cada parte. É necessário reconhecer as possíveis variações sem classificá-las como anomalias. É imprescindível ampliar o olhar para que você possa sentir seu corpo, principalmente para saber quando algo não está funcionando como deveria e, assim, conseguir buscar a ajuda e o tratamento adequados. Veremos mais sobre essa questão no próximo capítulo.

Capítulo 2
DOR NA RELAÇÃO SEXUAL: DANDO NOME AOS SINTOMAS

••••••••

"Sinto uma parede e uma dor horrível! Como se fosse uma faca me cortando! Passo muito mal só de tentar!" C.L., estudante, 24 anos.

"Consigo fazer sexo (com penetração), mas incomoda um pouco. Já foi pior, mas, apesar de hoje em dia suportar a entrada do pênis, não consigo trocar para muitas posições nem fazer exames ginecológicos." H.B., médica, 31 anos.

"Nunca consegui ter uma relação sexual completa com meu parceiro, estamos juntos há 18 anos e nesses últimos anos não temos mais intimidade alguma. Quando tentávamos doía muito, aí

ficamos só com outras formas de sexo, mas às vezes também sentia desconforto mesmo sem penetração. Por fim, acho que ele desistiu." B.F., publicitária, 39 anos.

"Acho que tem algo errado com minha vagina, nesses últimos anos acho que ela pode ter fechado! Não sei! Meu marido e eu éramos muito ativos sexualmente, mas agora minha vagina dói e até machuca às vezes." L.C., contadora, 58 anos.

"Depois que nossa filha nasceu, não consegui mais ter uma relação sexual com meu marido. Parece que tem algo que impede o pênis de entrar! E dói! Dói muito! Não consigo entender, nunca senti isso!" M.C., mãe, 28 anos.

Dispareunia — o nome do sintoma

A dor sentida nos genitais durante o ato sexual tem o nome clínico de *dispareunia*. Nessa abordagem, o sintoma aparece como o ponto central da disfunção sexual e não o contrário.

A dispareunia pode ocorrer de forma superficial, profunda ou ambas as formas combinadas, e não é incomum a mulher não saber localizar exatamente onde dói. Então, se você sente dor no ato sexual, é porque sofre de dispareunia. E, para você entender melhor o que sente, vamos explorar as principais causas do transtorno. Porém é necessário ter em mente que este livro não tem a pretensão de esgotar nenhum assunto, já que as condições aqui apresentadas fazem parte de um oceano de informações sobre a sexualidade feminina.

O sexo pode ser doloroso para homens e mulheres, mas o percentual de mulheres nessa condição é bem maior, algo em torno de 40%. Isso se deve tanto a características anatômicas — já que no caso da penetração sexual é o genital da mulher que recebe o pênis — quanto a enxurradas de hormônios que estão em jogo nessa situação. Mas também se deve levar em conta condições como a maternidade, que desde a gestação impõe mudanças físicas e hormonais ao corpo da mulher e, independentemente da via de parto, pode causar alterações na função genital, além de todo o processo de cuidado materno e as mudanças hormonais durante a primeira infância de um bebê, assim como a própria suscetibilidade emocional e cultural imposta às mulheres.

Além disso, nós, mulheres, não desfrutamos de uma formação sexual positiva por parte da sociedade em geral, e, mesmo se a família possuir uma capacidade de abordar assuntos relacionados ao sexo de forma construtiva — o que, infelizmente, não é comum —, o meio social em que estamos inseridas não favorece um desenvolvimento sexual muito construtivo. Desse modo, é frequente termos nos consultórios a presença de mulheres que nunca observaram, sentiram ou mesmo possuem qualquer intimidade com sua genitália.

Essa dor genital pode estar ligada a vários fatores. Alguns deles são simples de compreender, como lubrificação inadequada; já outros são bem mais complexos, como características embriológicas, distúrbios de origem muscular, vascular, neural, inflamatória, infecciosa, hormonal, traumática, postural, miccional, evacuatória e ligada a fenômenos emocionais. Tais fatores podem estar sobrepostos, e algumas mulheres têm causas inexplícitas. Em geral, a mulher entra no consultório em busca de um nome para sua queixa, uma razão para sua dor, mas, em termos de saúde sexual, um ponto pode levar a outro e ser somado, e um sintoma a ser tratado pode não representar a exclusão de todos os demais. Sei que tudo isso parece complexo, e realmente é, mas posso assegurar que não se trata de uma questão incompreensível e muito menos intratável.

Possíveis causas de dispareunia

Vaginismo — o espasmo doloroso

Trata-se de uma síndrome clínica, na qual a mulher apresenta a musculatura do assoalho pélvico tensa, o que gera dor, ansiedade e dificuldade de penetração. E essa penetração pode ser do pênis, do dedo, de absorventes, medicamentos e dispositivos para exames.

Desde seu primeiro relato na literatura, em 1957, já tivemos milhares de artigos científicos escritos sobre essa disfunção dolorosa. No entanto, sua causa não é tão clara e, por estar relacionado à presença de ansiedade durante a tentativa de penetração, sudorese, fechamento das pernas e até dificuldade para respirar, seu diagnóstico é confuso. Tal quadro pode ser considerado de origem emocional (medo e ansiedade) ou provocado por dor (dispareunia). A linha entre os dois é bem tênue, já que o distúrbio pode ser isolado, como um espasmo da musculatura vaginal, ou fazer parte de um quadro de dor capaz de deflagar esse espasmo.

Sempre esclareço, durante o atendimento, que existem vários fatores que podem contribuir para esse sentimento de medo e ansiedade, como, por exemplo, a falsa ideia de que é *normal* sentir dor, ou a outra falácia de que *toda primeira vez dói*. É nesse momento que o ciclo do vaginismo se instala: o medo e a ansiedade antes da penetração causam a contração dos músculos vaginais, o que na verdade é um espasmo, provocando dor. Por sua vez, essa dor leva a mais medo e ansiedade, mais contração muscular, e com isso mais dor...

O Ciclo de Dor

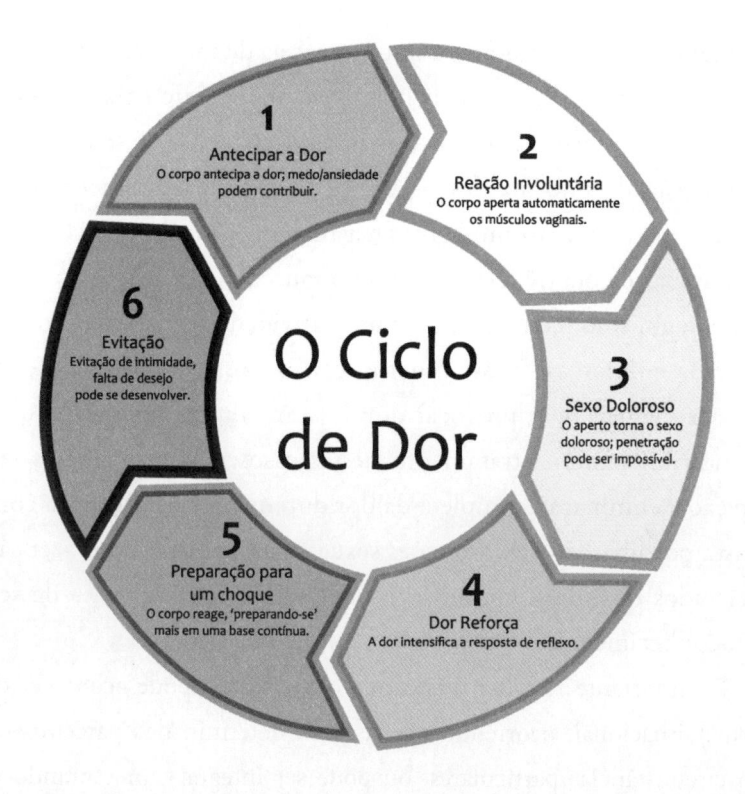

1. Antecipar a Dor
O corpo antecipa a dor; medo/ansiedade podem contribuir.

2. Reação Involuntária
O corpo aperta automaticamente os músculos vaginais.

3. Sexo Doloroso
O aperto torna o sexo doloroso; penetração pode ser impossível.

4. Dor Reforça
A dor intensifica a resposta de reflexo.

5. Preparação para um choque
O corpo reage, 'preparando-se' mais em uma base contínua.

6. Evitação
Evitação de intimidade, falta de desejo pode se desenvolver.

É importante ressaltar, porém, que se trata de algo involuntário e que, portanto, a mulher não tem consciência dessa contração convulsiva dos músculos perineais que ocorre no primeiro terço do canal vaginal.

Em sua forma mais severa, ela impede a penetração completamente, sendo que algumas mulheres não conseguem sequer abrir as pernas. Já nas formas mais leves, é possível ter algum grau de penetração, mas a mulher apresenta dor, principalmente durante a movimentação do pênis, ou a sente ao mudar de posição no sexo. Apesar de essa classificação ser importante, não é o grau da disfunção que define a necessidade de ajuda.

Um comportamento recorrente em mulheres com vaginismo é o sentimento de vergonha. Em geral, desconhecimento sobre o próprio corpo e às vezes aversão aos órgãos genitais e medo estão frequentemente ligados a essa síndrome, seja de forma consciente ou não. Entretanto, na atualidade há um encorajamento para o autoconhecimento sexual. Com esse movimento crescente de se estimular a obtenção de informações — do qual procuro diariamente fazer parte —, temos visto mulheres chegarem ao consultório relatando que, apesar da ocorrência do espasmo muscular, ou seja, da presença do vaginismo, conseguem ter uma atividade sexual, mesmo que limitada e dolorosa. Nesse cenário, com a posse da informação de que sexo jamais deve provocar dor, buscam ajuda. Reconheço que, quando iniciamos o tratamento nesses casos, os passos dados em direção à eliminação completa da dor durante a penetração e a conquista por liberdade em posições sexuais para a busca do prazer são acelerados quando a mulher procura participar ativamente de seu autoconhecimento.

É importante ressaltar ainda que o vaginismo pode acontecer de forma situacional, ocorrendo apenas com determinados parceiros ou em circunstâncias particulares, ou pode ser integral, apresentando-se independentemente do parceiro ou das circunstâncias; e pode ainda se manifestar desde o início da vida sexual (primário) ou só vir a aparecer em determinado momento da vida da mulher (secundário).

Como o vaginismo é uma resposta muscular de proteção, muitas vezes está associado a outros distúrbios dolorosos. É frequente uma mulher com vulvodínia, dor pélvica crônica ou qualquer outra condição dolorosa apresentar o espasmo protetivo na tentativa de evitar sentir dor. Esse quadro clínico pode ser mais desafiador para o tratamento, já que, quando lidamos com o vaginismo de forma isolada, buscamos a todo custo impedir qualquer sintoma de dor, visando eliminar o medo e a resposta involuntária de proteção, ao passo que, quando há a presença de outras causas dolorosas, é preciso reeducar esse sintoma em paralelo e, assim, conseguir contorná-lo.

Vulvodínia – a dor difícil de explicar

Vulvodínia é um quadro de dor ou desconforto vulvar crônico em que a mulher pode apresentar ardência e/ou sintomas de fisgadas, coceira e/ou irritação, e esses sintomas devem estar presentes há pelo menos mais de três meses.

Sabemos que muitas condições afetam a vulva e causam sintomas dolorosos como esses (como, por exemplo, herpes, doenças de pele, eczemas, infecções), por isso para se diagnosticar a vulvodínia é preciso que não haja uma causa orgânica e que outros diagnósticos tenham sido descartados.

Não se trata de uma doença, mas de uma constelação de sintomas provenientes de vários processos, às vezes sobrepostos, que alteram a função da área afetada. Conforme a localização dos sintomas, ela é classificada como vulvodínia generalizada ou localizada, sendo cada uma dessas subdividida em provocada, não provocada e mista, de acordo com a característica dos sintomas.

A *vulvodínia localizada* se caracteriza por dor provocada em determinada área da vulva, podendo ser no vestíbulo (vestibulodínia), no clitóris (clitorodínia) ou unilateral (hemivulvodínia), e a mulher pode apresentar queixa de dor desde a primeira experiência sexual (vulvodínia primária) ou a partir de um momento específico da sua vida, após um período de vida sexual sem dor (vulvodínia secundária).

Quando se trata da *vulvodínia generalizada*, a dor e/ou a queimação podem ser sentidas na vulva, incluindo o monte pubiano, os lábios externos e internos, o vestíbulo e o períneo.

Pode ser difícil para a mulher explicar os sintomas da vulvodínia quando busca auxílio médico, ou até mesmo explicar a situação para o parceiro. Como não há lesão aparente, doenças de pele nem neoplasia, não há um machucado ali nem uma infecção... *então por que diabos dói?* Por isso, o diagnóstico da vulvodínia é feito quando a mulher apresenta esses sintomas por mais de três meses sem causa clínica justificável. É um diagnóstico que precisa ser feito por exclusão e, por esse motivo, pode demorar mais a ser realizado.

Portanto o diagnóstico depende de uma história clínica consistente, exclusão de outras doenças, e, na maioria das mulheres, presença de sensibilidade dolorosa quando uma leve pressão é aplicada por um cotonete na vulva, no introito vaginal ou na área himenal. As mulheres acometidas por esse distúrbio relatam dispareunia ou evitam o coito devido à dor em introito vaginal. Cerca de 80% dos casos são de vestibulodínia. A dor pode durar horas ou até dias após a relação sexual. A inserção de absorventes ou aplicadores vaginais, o uso de roupas justas, exercícios como cavalgar e andar de bicicleta, o exame ginecológico e até a prática de atividade física também podem ser dolorosos.

Vale ressaltar que a vulvodínia não está associada a infecções sexualmente transmissíveis (ISTs) ou a quaisquer fatores de risco para ISTs. Entretanto, mulheres acometidas por vulvodínia costumam receber tratamento para vulvovaginites por cândida.

Quando há a presença de vaginismo associado, pode-se ter dúvidas se é o espasmo muscular que está provocando os sintomas de vulvodínia ou se a dor causada pela vulvodínia é que está causando o espasmo muscular. Isso acaba por suscitar também questionamentos quanto ao estado psicológico da paciente.

É comum que essas mulheres cheguem ao consultório relatando que seu problema se deve a fatores psicológicos. No entanto, dados científicos recentes indicam que mulheres com vulvodínia são psicologicamente comparáveis a mulheres sem transtornos e não apresentam maior probabilidade de terem sofrido abuso sexual ou estarem com baixos níveis de satisfação conjugal.

Mulheres com vulvodínia frequentemente apresentam queixas urinárias, com urgência e dor para urinar, sintomas que se confundem com as queixas da cistite intersticial. A hipótese é de que tais sintomas possam estar relacionados a causas embriológicas, já que a origem dos tecidos é a mesma, e a linha de tratamento deve abranger todas essas causas. Trata-se de uma condição clínica muitas vezes subdiagnosticada por sua complexidade, e a demora em diagnosticar corretamente e os insucessos em tratamentos equivocados podem agravar a condição.

É sempre um desafio falar de vulvodínia, mesmo para quem já trabalha cuidando dela há alguns anos. Você deve ter várias perguntas sobre esse assunto, o que é natural, eu também tenho, e a pesquisa científica ainda as investiga. Mas vou compartilhar neste livro todas as respostas que conseguimos obter até agora, pois servirá de guia tanto para colegas de profissão quanto para quem está em busca de respostas.

Com relação ao tratamento da vulvodínia, já ficou claro que ele requer uma equipe multidisciplinar, depende de exercícios e fisioterapia especializada, dieta específica, medicamentos e terapia comportamental.

O prognóstico da vulvodínia é promissor. Afirmo isso pois as informações se encontram bastante acessíveis nos meios de comunicação. Porém, ao se deparar com a questão de não haver uma cura definitiva, é comum que a mulher se apavore com a possibilidade de ter que conviver com essa condição durante toda a vida. Mas, a cada ano, aproximadamente 10% das mulheres com vulvodínia podem apresentar remissão de sua dor vulvar, mesmo sem auxílio médico. E estudos comprovam que a remissão dos sintomas se torna duradoura com tratamentos empregados com disciplina e determinação.

Dor pélvica crônica — a dor no "pé da barriga"

Muitas vezes descrita por uma "dor lá dentro" ou "dor no pé da barriga", a dor pélvica crônica (DPC) também é um quadro clínico que pode ser desencadeado por diferentes distúrbios.

São sintomas dolorosos percebidos como provenientes de órgãos e/ou estruturas pélvicas, tipicamente com duração maior que seis meses. Assim como ocorre com as outras síndromes já mencionadas, causa disfunções do trato urinário, intestino, dor no assoalho pélvico e dispareunia. Costumo explicar essa condição usando a analogia de um pote que contém várias coisas: suas emoções e seus hábitos de vida misturados com desconforto ou dor no baixo ventre, dor durante o sexo, excreção ineficaz de urina e fezes, junto com uma musculatura que reage a tudo isso.

Embora os diagnósticos mais comuns das causas de dor pélvica crônica na mulher sejam endometriose, aderências, síndrome do intestino irritável e cistite intersticial ou síndrome da bexiga dolorosa, o envolvimento do sistema musculoesquelético na origem e perpetuação da DPC tem sido cada vez mais observado.

Tudo acontece por conta dos denominados *trigger points* — ou pontos-gatilho miofasciais —, alguns "nós" de tensão localizados dentro dos feixes musculares e no tecido conjuntivo que os envolve, e que provocam dor, bastante dor. Essa dor pode ser local ou em outra área (dor referida), e também pode haver dor e distúrbios sensoriais (ativos) ou os que ficam latentes e apenas quando tocados desencadearão resposta dolorosa, mas esse estressor pode ser até emocional.

No livro *Uma enxaqueca na pélvis*, de David Wise e Rodney Anderson, os autores propõem que pensemos a dor pélvica crônica de origem muscular como um espasmo duradouro da musculatura pélvica, estimulado por tensão, dor, ansiedade ou vigilância protetora. Na prática clínica, essa visão contribui para o mecanismo de tratamento que utilizamos a fim de controlar a dor.

Toda a área do períneo, a vagina, a uretra e o reto são locais de queixas comuns para dor em tensão dos músculos do assoalho pélvico, mas as mulheres podem se queixar também de dor no abdômen, nas costas, no tórax, no quadril, nas nádegas ou nas pernas, e alguns sintomas podem se confundir com sintomas ginecológicos, gastrointestinais e miofasciais.

O fato é que a síndrome miofascial está frequentemente presente nas disfunções pélvicas dolorosas que culminam com algum distúrbio sexual. No entanto, apesar de ela se apresentar como um quadro complexo, é possível esvaziar esse pote.

Endometriose — a saga da dor profunda

As queixas de dispareunia profunda estão muitas vezes associadas à *endometriose*, que é uma condição na qual o tecido uterino cresce fora do útero. Trata-se de uma das condições mais complexas e frustrantes, em ginecologia, embora seja comum. Mulheres com endometriose costumam sentir fortes dores durante o ciclo menstrual, e queixas de dor pélvica crônica habitualmente estão presentes.

Alguns estudos têm demonstrado uma associação entre endometriose e outras condições dolorosas, como vestibulodínia e a síndrome da bexiga dolorosa, causando ampliação dos sintomas — fenômeno descrito como hiperalgesia, que se dá por uma inflamação neural.

Além da dispareunia profunda, com a progressão da doença, também podem influenciar na resposta sexual feminina a dor pélvica crônica, os medicamentos usados no tratamento, as cirurgias extensas e as fibroses e aderências decorrentes da remoção dos tecidos endometriais, a infertilidade e todas as lesões resultantes do tratamento.

Cistite intersticial

A *cistite intersticial* ou síndrome da bexiga dolorosa é um quadro clínico em que ocorre a inflamação do tecido que reveste a bexiga, mas, à diferença de uma infecção urinária, não há infecção alguma, somente os sintomas. Isso causa micção frequente e urgente (até sessenta vezes ao dia), além de dor pélvica intensa e dispareunia. Cerca de 75% das mulheres que apresentam um quadro de cistite intersticial percebem um aumento da dor e da necessidade de urinar com a atividade sexual. As queixas de dor são maiores quando a bexiga está cheia, e só há algum alívio após a excreção, mas essa necessidade de micções acaba por afetar consideravelmente a qualidade de vida.

Neuralgia do pudendo

O *nervo pudendo* é responsável pela transmissão de sensações dos órgãos genitais externos, do reto inferior e do períneo (área entre os genitais e o reto) para o cérebro, e seu aprisionamento ou lesão pode causar essa síndrome. Os sintomas costumam piorar quando a mulher está sentada e às vezes podem se confundir com os sintomas da vulvodínia.

Não é raro ocorrer em associação com outras síndromes dolorosas, podendo ocasionar problemas na bexiga e no intestino. Por vezes, a sintomatologia se confunde com a da DPC, da endometriose ou se faz presente em pós-operatórios, e até mesmo com alterações posturais. A mulher pode ter dor durante e/ou após o sexo, como também pode ocorrer apenas em algumas posições. Somada às queixas e rotinas da paciente, a avaliação criteriosa auxilia no diagnóstico e na prescrição do tratamento.

Causas posturais, traumáticas e a dor após a maternidade

A dispareunia pode ter sua raiz em alterações estruturais, como problemas posturais que causam aprisionamento de nervos, ou espasmos musculares que geram pontos de tensão muscular, os pontos-gatilho de dor. É o que chamamos de diagnóstico diferencial.

Um tombo na infância, uma alteração articular (pubalgia, lombalgia, bursite trocantérica, disfunção sacroilíaca) e síndromes musculares (síndrome do piriforme) podem estar diretamente ligados a outras disfunções como dor pélvica crônica, neuralgia do pudendo ou vulvodínia.

Acidentes traumáticos podem ocasionar tanto pontos de tensão muscular quanto alterações posturais, articulares e também neurais, que se dão pelo estiramento das estruturas nervosas e provocam lesão nos nervos. Essa lesão pode ser temporária ou permanente.

No pós-parto, a dispareunia representa uma queixa importante, uma vez que de 24 a 85,7% de puérperas apresentam alguma disfunção dolorosa no sexo.

Os estudos sugerem que os mecanismos de lesão que podem ocorrer no parto vaginal estão relacionados a algum tipo de lesão por estiramento neural e muscular, sendo comum o relato de sensibilidade dolorosa após episiotomia ou laceração. Até mesmo em partos vaginais em que não há lesão visível podem ocorrer microtraumatismos, que geram fibroses e consequente dor. Além de lesões por estiramento, danos por compressão também são frequentes, visto que, durante um período considerável, a mulher passa por alterações corporais significativas, que fazem com que várias estruturas fiquem comprimidas e apresentem alterações nas suas funções.

Na cesariana, a presença de dor sexual parece estar ligada ao procedimento cirúrgico, que pode ocasionar uma fibrose na cicatriz e, com isso, a redução de mobilidade tecidual. Mas esses mecanismos ainda precisam de maior investigação. Na prática, um programa de exercícios que visem à reestruturação da função tem um papel importante na eliminação da dor sexual.

Menopausa – a alteração atrófica

A síndrome geniturinária da pós-menopausa é um termo que descreve vários sintomas e sinais da *menopausa* associados com as mudanças físicas da vulva, da vagina e do trato urinário inferior. Essa síndrome inclui não apenas sintomas genitais (secura, ardor e irritação) e sexuais (falta de lubrificação, desconforto e dor), mas também sintomas urinários (urgência miccional, disúria e infecções urinárias recorrentes). Contudo eles podem ocorrer isolados, e a mulher pode apresentar queixas apenas urinárias ou somente sintomas sexuais.

Essa é uma das causas mais comuns de dor sexual e está relacionada a alterações hormonais (diminuição do estrogênio e da testosterona) que resultam em adelgaçamento (atrofia) do tecido vaginal e vulvar, o que, por sua vez, provoca secura, irritação, lacrimejamento e dor no vestíbulo (um quadro de vestibulodínia provocada). A mucosa da vagina fica muito fina e as terminações nervosas, mais expostas e sensíveis.

Um vaginismo secundário é resultado dessa alteração de mucosa, mas também é provocado por uma musculatura pélvica enfraquecida pela ausência do estrogênio e pela falta de exercícios específicos. Esse vaginismo ocorre porque a entrada vaginal atrofiada e inativa se torna estreita, pequena e inflexível, dificultando a penetração e a relação sexual. Em alguns casos podem ocorrer fissuras, que são pequenas lesões na entrada da vagina.

É o caso L.C., de 58 anos, que citei no início do capítulo. Ela sente como se sua vagina tivesse fechado e, mesmo com uso de lubrificantes, não está mais conseguindo a penetração. Definitivamente, vaginas não se fecham com o passar dos anos, ainda que apresentem redução de mobilidade. Apesar de o vaginismo estar impedindo temporariamente a intimidade, sua vagina continua um canal permeável.

Essas alterações hormonais também podem ocorrer em mulheres que não estão na menopausa; nesse caso, elas estão relacionadas ao uso de contraceptivos ou medicamentos para infertilidade, a tratamentos para endometriose, remoção dos ovários e medicamentos para combater o câncer de mama.

Vale ressaltar que, na menopausa, é possível que a redução de desejo sexual (libido) — que pode ocorrer pela falência hormonal — seja potencializada pela dor sexual ocasionada pela atrofia vulvovaginal.

Geralmente são prescritos medicamentos hormonais, hidratantes e lubrificantes vaginais; no entanto, a restauração do assoalho pélvico, o estímulo à recuperação da mucosa vaginal e o tratamento da atrofia com ou sem vaginismo só são realmente eficazes com um programa de exercícios.

Prolapsos genitais

Quando órgãos como útero, bexiga e reto (retocele) "escorregam" para fora do lugar, invadindo a cavidade da vagina, ocorrem os chamados *prolapsos genitais*. Algumas causas estão relacionadas a gestação e parto, tabagismo, obesidade, doenças do tecido conjuntivo e também à perda da sustentação muscular que geralmente ocorre na menopausa ou no processo de envelhecimento.

Tal condição pode causar dor por obstrução mecânica, já que a cavidade vaginal é preenchida pela invasão do órgão, e as pacientes relatam dor física, além, é claro, do impacto emocional. Um detalhe que se soma à importância de olhar o prolapso com atenção em termos de sexualidade é que a debilidade muscular também afeta diretamente a qualidade do prazer sexual da mulher. E não podemos esquecer que seguimos firmes no objetivo de ter o **prazer sexual** como alvo.

Causas oncológicas e seus tratamentos

O *câncer vaginal* e o de *colo uterino* costumam apresentar sangramento vaginal incomum, podendo ocorrer após a relação sexual, entre o período menstrual ou mesmo na menopausa. Pode haver secreções vaginais aquosas e/ou dispareunia. Já o *câncer de vulva* costuma ser palpável, embora algumas pacientes sejam assintomáticas e a lesão só seja descoberta durante exame ginecológico de rotina ou avaliação de um teste de *Papanicolau* (exame preventivo) anormal.

Por isso insisto obstinadamente para todas as mulheres que a ida regular ao ginecologista é uma ferramenta de prevenção de saúde, e mesmo quando há medo do exame ginecológico, como em mulheres com vaginismo, é indispensável fazê-lo.

Em presença de alterações oncológicas, o curso da doença por si só pode ser a causa do desconforto sexual, mas o tratamento para o câncer também apresenta grande possibilidade de gerar dor. Cirurgias e radioterapia — às vezes necessárias — causam aderências e uma "queimadura" local. A inativação hormonal para controlar a doença leva a uma menopausa precoce induzida por medicamentos, muitas vezes associada à cirurgia de remoção total de útero, trompas e ovários. Tudo isso vai impactar a sexualidade de forma semelhante à que já foi descrita com relação às alterações provocadas pela menopausa.

Muitas vezes, alguns profissionais ignoram que as alterações causadas pelo tratamento do câncer, mesmo que não seja um câncer de origem ginecológica mas que tenha origem hormonal, vão causar impacto na sexualidade. Por esse fato, se faz necessário que essa mulher seja orientada quanto à possibilidade de se evitar a atrofia das paredes vaginais e aos cuidados para se manter sexualmente cuidada ao longo desse tratamento.

Doenças cutâneas vulvares e vaginais

A pele da vulva e a mucosa da vagina são suscetíveis a doenças inflamatórias da pele, que podem causar úlceras, erosões e cicatrizes. Os mais comuns desses distúrbios são o *líquen simples*, o *líquen escleroso* e o *plano erosivo*. São doenças de natureza inflamatória que atacam a pele e a região anogenital e podem estar relacionadas a fatores genéticos hormonais, traumáticos, infecciosos e até ao uso de certos medicamentos. Todos os tipos de liquens provocam dor sexual, já que a vulva se estreita, enrijece e se torna frágil, sangrando com facilidade e ficando suscetível a coceiras e a fissuras constantes. O diagnóstico por vezes é difícil, e pode ser preciso realizar uma biópsia.

Causas infecciosas

É a primeira hipótese analisada pela maioria dos médicos, uma vez que várias infecções, incluindo as sexualmente transmissíveis, as infecções por fungos, tricomoníase, herpes genital, clamídia e gonorreia, podem causar dor sexual.

Quando não tratadas precocemente ou de maneira inadequada, algumas dessas infecções, como, por exemplo, a causada pelo fungo *Candida albicans*, a candidíase, podem ocasionar uma sensibilização central e também alterações na mucosa, podendo levar a uma vulvodínia vestibular secundária.

As *causas infecciosas* são responsáveis por um quadro de dispareunia aguda, mas têm solução rápida com o tratamento adequado.

Causas gastrointestinais

Síndromes inflamatórias intestinais, como síndrome do intestino irritável, doença de Crohn e colite ulcerosa, além de impactarem a qualidade de vida da paciente, também afetam a sexualidade com episódios dolorosos e merecem uma investigação individualizada. Como essas síndromes geram flatulência, desconforto abdominal e, às vezes, ainda envolvem a necessidade de procedimentos cirúrgicos e medicações para seu controle, é importante analisar o impacto que causam tanto no assoalho pélvico como também na autoimagem. Já a constipação, que pode estar relacionada à tensão excessiva no assoalho pélvico ou a questões nutricionais, hormonais, comportamentais e metabólicas, também vai impactar diretamente na musculatura pélvica e, muitas vezes, causa a dispareunia, pela presença de pontos-gatilho de dor.

Ligando os pontos — o complexo da dor na relação sexual

O maior problema da dispareunia é que ela não se limita apenas à cama. Infiltra-se por todas as brechas da vida da mulher, deixando-a vulnerável e fragilizada. Compreender quanto uma disfunção pode afetar uma pessoa é muito mais complexo do que simplesmente dar o diagnóstico correto para a dor sexual.

Agora que você já sabe da existência de várias causas possíveis para a dor que sente, ou que sua paciente lhe relata — tendo em mente que não listei ou detalhei todas elas —, e conhece algumas das ferramentas de que pode dispor, vamos discutir, no próximo capítulo, formas objetivas de elaborar a queixa clínica dos seus sintomas para encontrar ajuda adequada. Você vai aprender a explicar seus sintomas e entender melhor essas manifestações dolorosas.

Capítulo 3
SUA DOR É REAL!

••••••••

"Você não tem nada!"
"Tome um vinho e procure relaxar!"
"Troque de namorado!"
"Você precisa apenas relaxar!"
"Não vejo nada de errado, essa sua dor está na sua cabeça!"
"Talvez você precise de uma terapia e algum lubrificante."

DESCREVER A DOR QUE OCORRE DURANTE o sexo é algo difícil, em parte pela vergonha de expor a própria intimidade, e mais ainda pela forma complexa como esses sintomas se manifestam. São sensações muito incômodas e labirínticas. É como tentar explicar para um cego de nascença o que é cor; algo complicado de se colocar em palavras, ferindo na pele e também na alma.

Além da dificuldade de expor esses sintomas, há também a barreira no entendimento dos profissionais que não estão aptos a compreender os mecanismos da dor crônica na sexualidade. Mulheres que buscam ajuda esbarram no descrédito, sofrendo com a ausência de diagnóstico por parte de profissionais não treinados, que desconhecem a patologia da dispareunia, e padecendo com a afirmação de que sua dor é exclusivamente psicossomática.

Não ter sua dor reconhecida ou mesmo ver seus sintomas ridicularizados causa ainda outro tipo de ferida, diferente da dor física, mas que machuca com igual intensidade. São inúmeras as mulheres que convivem com a ausência de intimidade sexual por anos a fio por não encontrarem quem as ouça com atenção e valide sua queixa.

Entender os caminhos que deflagram a dor colabora para que você se faça entender ao recorrer a um especialista em busca de auxílio — nesse caso, pode ser seu ginecologista ou um fisioterapeuta especializado —, mas vai sobretudo ajudar a conduzir o tratamento.

Invisto tempo em explicar essas informações para todas as mulheres que acompanho, fornecendo a elas maneiras de dividir com seus parceiro os sintomas e, principalmente, formas de manejo nos cuidados diários. Muitas das respostas de que você e seu cuidador precisam ficam obscurecidas pela ausência de conhecimento sobre como a dor sexual pode ser astuta.

As perguntas que levam aos achados: por quê, quando, onde, como e quanto dói

Como você leu no capítulo anterior, as disfunções que acometem as mulheres na dor sexual podem apresentar várias desordens associadas, como problemas urinários, gastrointestinais, musculares, neurais etc. Mas a boa notícia é que, ao entendermos como a dor crônica age em nosso organismo, ficamos mais próximas de nos livrar dela.

Na dor sexual, terminações nervosas ou os próprios nervos que sofrem alguma lesão, em vez de conduzir ao cérebro as informações de prazer, transmitem as de dor, causando uma experiencia sensorial profundamente intensa e desagradável. Por isso, posso afirmar que sua dor é real e que você não está louca!

Quando inicio a conversa com qualquer uma de minhas pacientes, é imprescindível entender a jornada que a levou até ali, e, antes de começarmos as condutas de tratamento, muitas consultas se alongam na esfera da coleta de informações, durante as quais geralmente precisamos investigar com atenção as causas da dor.

Conhecendo a dor crônica — o porquê

A dor crônica é diferente de qualquer outra experiência. Ao nos machucarmos com um corte, por exemplo, experimentamos a dor aguda que permanece intensa por um período e depois se reduz, até que, por fim, desaparece quando o local cicatriza por completo. Mesmo que você não faça nada, ela tem um fim e por isso é uma dor facilmente tratável. Com a dor crônica, não é bem assim: ela permanece após a lesão ter sido tratada e pode durar meses, ou até anos, e tem a capacidade de minar nosso equilíbrio emocional. Então, se você tem uma experiência de dor sexual que dura mais de três meses, sua dor é do tipo crônica.

Trata-se de uma das condições menos compreendidas na medicina moderna, e sua abordagem depende de profissionais treinados para o manejo adequado do problema. Entretanto, se você é capaz de visualizar e compreender o que está acontecendo com seu corpo, vai conseguir auxiliar no caminho para superar a dor.

De acordo com os mecanismos que a provocam, a dor crônica pode ser classificada como *neuropática* e *nociceptiva*. Embora esses sejam termos médicos, seu entendimento é importante para a compreensão dos sintomas, e vou explicá-los de forma simplificada para garantir que você vai ter autoridade sobre seu tratamento.

O sistema neural é composto por várias estruturas dotadas de diversas funções; algumas delas são os nervos, que são como fios condutores, e as terminações nervosas, presentes em todos os tecidos, que captam as sensações e as transmitem aos nervos.

A dor neuropática é proveniente dos nervos. No caso da dor sexual, o nervo pudendo, o principal nervo da vulva, pode estar lesionado em qualquer ponto do seu trajeto, que se inicia no sacro, na porção final da coluna, passando pela pelve e indo até a vulva. As mulheres que sofrem desse tipo de dor podem ter a sensação de formigamento, queimação, dor irradiada, sintomas de peso; é difícil de explicar, localizar e descrever.

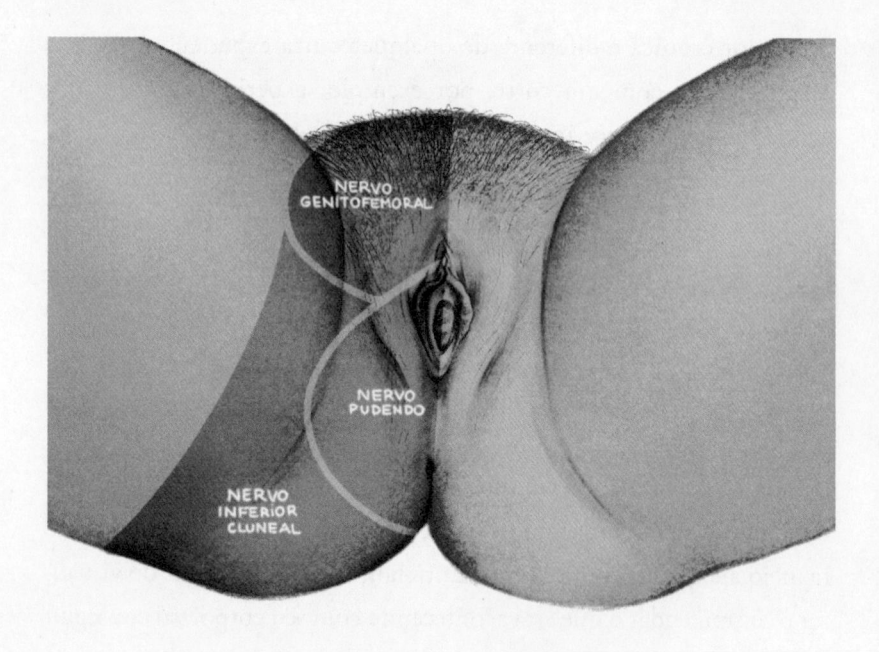

Figura 1: Trajeto neural.

A dor do tipo nociceptiva começa nas terminações nervosas onde há lesão, que acionam a transmissão de dor ao cérebro. Se essas terminações estiverem nos órgãos externos, a dor é nociceptiva de origem somática, sentida na pele da vulva. Já a dor nociceptiva de origem visceral provém das terminações nervosas dos músculos em estado de tensão, e esses músculos tensos podem comprimir o trajeto dos nervos. Além disso, não podemos esquecer que é possível encontrar os pontos-gatilho (*trigger points*) citados no capítulo dois.

Mas por que isso acontece? No caso da dor neuropática, uma agressão e/ou lesão ao nervo explica os sintomas, mas e no caso da dor nociceptiva? O que faz com que essas terminações nervosas sintam dor em vez de prazer?

Vários estudos sugerem que há o aumento de terminações nervosas na área vulvar, e algumas mulheres podem nascer com essa característica. Entretanto, estressores podem causar uma alteração na função dessas terminações, como, por exemplo, quando uma mulher na menopausa desenvolve a clínica da vulvodínia, que pode ser pela ausência de estrogênio e consequente atrofia da mucosa vaginal.

"Casei virgem, e só conheço sexo com meu marido. Ele é paciente e compreensivo, pois sempre tive dificuldade na relação. Desde o início, tinha momentos que eram dolorosos, mas tínhamos uma frequência sexual que era semanal, pelo menos. Quando entrei na menopausa, foi ficando impossível. Acho que, além de ter muita pele lá embaixo, minha vagina está ficando fechada, porque não consigo ver nada lá, só pele! E mesmo só de tentar encostar já dói. Não sei se é medo, ou o que pode ser. Mesmo sem saber se gosto de sexo, de fato, quero recuperar essa intimidade com meu marido e quem sabe ainda aprender a gostar. Tanta gente fala que é maravilhoso e tal, não queria passar a vida sem ao menos conhecer esse lado tão bom." L.C., 58 anos.

A queixa era de atrofia vaginal, além dos lábios internos maiores, o que não é um problema, mas, como explicamos no capítulo dois, ficavam fechados na entrada da vagina e a machucavam quando havia tentativa de penetração. Só que agora, mesmo abrindo os lábios e conduzindo a penetração, havia outro tipo de dor, proveniente da mucosa vaginal sensibilizada pela falta de estrogênio, o que a deixava fina e friável, com as terminações nervosas mais expostas.

Mesmo tratando as causas que determinavam esses sintomas, e melhorando o toque e a sensibilidade vaginal, ela apresentava algo que amplificava a dor: um enredamento que a dor crônica desenvolve em nossos sistemas de captação de sentidos, e que é altamente astucioso e enganador.

Explicando a dor crônica

A dor é um mecanismo de defesa sem o qual nossa espécie — *homo sapiens sapiens* — e seus antecessores provavelmente não teriam sobrevivido. Todas as informações dolorosas são captadas pelo cérebro, assim como as de prazer, frio, calor e pressão.

Existem pessoas que nascem sem a capacidade de perceber a dor, e elas correm um elevado risco de vida, porque, mesmo estando gravemente feridas, não procuram ajuda.

No entanto, à exceção desses casos, quando nosso cérebro — que, junto com a medula espinhal, compõe o nosso sistema nervoso central — distingue que algo nos causa dor, permitindo, assim, que a evitemos, ele está cumprindo sua função de nos proteger. O problema surge quando nosso sistema nervoso central comete um erro e se torna supersensibilizado, um fenômeno descrito como **sensibilização central**.

No livro *Healing Painful Sex*[2] (Curando o sexo doloroso, em tradução livre), de Deborah Coady e Nancy Fish, as autoras descrevem esse fenômeno de forma clara e precisa:

---

2 Coady, Deborah; Fish, Nancy. *Healing Painful Sex: A Woman's Guide to Confronting, Diagnosing, and Treating Sexual Pain.* California: Seal Press, 2011.

Na situação em que a dor é centralizada, ela pode ser ampliada de três maneiras e fazer um simples toque se tornar insuportável:

1. Primeiro, os nervos da medula espinhal, que conduzem a informação até o cérebro, levam a sensação ampliada.
2. Chegando ao cérebro, os centros específicos que recebem esses impulsos já estão sensibilizados e prontos para aumentar ainda mais a sensação.
3. Por último, a parte do nosso sistema nervoso central que deveria inibir a dor e que funciona para que suportemos dores como as de uma topada, por exemplo, não está realizando sua função.

Diante disso, partes do nosso sistema nervoso central estão ampliando a dor e a parte que deveria inibi-la não está funcionando adequadamente. Você pode estar sofrendo de apenas um desses fatores ou de todos eles associados.

É possível que uma pessoa com sensibilização central interprete uma sensação de forma equivocada, como, por exemplo, um algodão sobre determinada área ou o carinho com uma pena como sendo estímulos de dor. Isso é chamado de *alodinia mecânica*.

Trata-se de um sintoma extremamente comum nas mulheres com dor na área genital. Uma tentativa de exame ginecológico ou um toque sutil pode doer de forma intolerável.

Outro tipo de dor experimentado por mulheres e que está relacionado à sensibilização central é a hiperalgesia, que faz com que um estímulo minimamente doloroso seja considerado muito intenso. Geralmente, é nesses casos que as pessoas que não são acometidas de hiperalgesia e que não entendem a respeito desse tipo de dor dizem que você está "exagerando".

Uma consequência óbvia da sensibilização central é evitar as atividades que gerem o incômodo, e, por incrível que pareça, isso vai deixando o sistema nervoso ainda mais sensível à dor.

A sensibilização central é o berço da evitação e, no que se refere aos detalhes da atividade sexual, muitas mulheres evitam inclusive a intimidade de um namoro, com troca de beijos e carícias, com receio de toques que possam ser mais íntimos e dolorosos. É um circuito em que o medo pode causar evitação e, com isso, gerar dor física e emocional.

Meu aprendizado nessa área não ocorreu apenas com meu trabalho e minha pesquisa, mas com uma experiência extraordinária que vivi respondendo a perguntas de um grupo de mulheres que haviam tentando várias formas de tratamento sem sucesso.

Elas conheciam inúmeros tratamentos, investiram tempo em boa parte deles, mas acabaram deixando-os de lado porque eles simplesmente não se mostravam eficazes.

Na verdade, era a sensibilização central que não as deixava progredir, e elas não percebiam quanto estavam se autossabotando ao evitar as técnicas do tratamento que causavam algum desconforto. É preciso cautela no manejo da sensibilização central; trata-se de uma linha tênue, e, dependendo da dose, o remédio (ou técnica de tratamento) pode se tornar veneno.

O marco temporal — quando começou?

Um dos recursos mais importantes é localizar o ponto exato em que esse sintoma teve início. Algumas mulheres iniciam a vida sexual com uma experiência dolorosa e se convencem de que a primeira vez no sexo deve obrigatoriamente ser assim, mas depois de algumas tentativas acabam por reconhecer que há um problema. Outras são sexualmente ativas e, em algum ponto específico da vida delas, começam a sentir dor.

"Eu sabia que a primeira vez doía, todo mundo fala, né? Senti uma dor absurda, era como uma faca. Tentamos por semanas, na esperança de que, quando conseguisse ter a penetração, aquela

dor sumisse, pois devia ser por causa da virgindade, eu pensava. Quando conseguimos, a dor ainda estava ali, e mesmo não tendo experiência nenhuma eu tinha certeza de que algo estava errado, até depois ficava doendo. Minha mãe procurou uma especialista em dor na relação sexual, achando que eu devia ter algum machucado ou algo do tipo, mas fui diagnosticada com vaginismo e vulvodínia. Me disseram que tenho sorte por descobrir cedo, mas preferia não ter essa condição. Hoje, depois de algumas semanas de tratamento, a dor está sob controle, mas não posso descuidar, senão ela volta." U.C., 19 anos.

"Era o dia do meu casamento e distraidamente escorreguei em um degrau na casa da minha madrinha onde estava passando o dia da noiva. Acho que estava tão eufórica que não vi o degrau. Bati em seco no chão. Na hora, tentei me levantar rápido e senti as pernas falsearem e uma dor cruel. Nesse dia, tomei remédios para dor, vários, coloquei gelo, tinha certeza de que ia passar. Mas foi difícil estar na cerimônia e na festa. Só queria que aquele dia acabasse para que eu pudesse me deitar um pouco. Passados alguns dias, a dor foi ficando diferente e pior. Minha vulva queimava, era como se algo estivesse inchado por dentro, por semanas só piorava. Não conseguia me sentar e o sexo se tornou impossível. Não tivemos nem lua de mel. A dor é difícil de explicar, mas coisas simples eram impraticáveis, como sentar ou fazer cocô. Demorou um pouco até eu conseguir o diagnóstico correto, e, mesmo sendo médica, tive dificuldades com isso. Hoje estou muito melhor, mas ainda preciso melhorar mais." M.P., 26 anos.

Marcos temporais do início dos sintomas são norteadores para o diagnóstico diferencial: frases como "acho que sempre doeu" ou "após a cirurgia", por exemplo, formam o raciocínio clínico e são fundamentais para dar pistas que nos levem ao diagnóstico correto, possibilitando a elaboração do tratamento.

Onde dói? – localizando a agulha no palheiro

Além de ser um referencial para o diagnóstico, a localização da dor ajuda também na evolução do tratamento. Quando a mulher sente dor durante o sexo, a primeira resposta para essa pergunta pode parecer óbvia, dói na região genital. Mas, especificamente, em qual ponto ou quais pontos essa dor se apresenta?

É possível, por exemplo, que a mulher já sinta dor só por seu parceiro ou parceira encostar em determinada área. Pode ser que a dor se manifeste mais internamente, o que é geralmente descrito como uma dor "lá no fundo". Há ainda casos de mulheres que sentem dor logo na entrada da vagina, na região do clitóris ou na vulva. A dor pode ser provocada apenas pelo vaivém gerado pela penetração, mas ela também pode ser mais generalizada, movimentando-se e se manifestando em outra parte do corpo, irradiando-se de um ponto a outro, ou concentrada num mesmo lugar.

É comum esse sintoma "se movimentar", alterando sua localização, o que ocorre principalmente com mulheres que sentem dor na região da pelve, e essa dor pode se irradiar para a coluna, para as coxas e até por toda a extensão das pernas. Como nossos nervos se distribuem em todo o nosso corpo, as mais diferentes áreas podem ser acometidas. Habitualmente, pode haver pontos dolorosos em áreas da coluna, do glúteo e da pelve em mulheres que sentem dor na penetração. Isso significa, por exemplo, que a dor que você sente apenas na vagina pode ser estimulada ou ampliada por um ponto de dor nessas regiões.

Descrever a localização inicial é importante, mas investigar outras áreas deflagradoras de dor é indispensável para o tratamento. Pode parecer que estou procurando uma agulha no palheiro, e por isso vamos minuciar formas de localização.

Ajudando a localizar e classificar

Na prática clínica, para mapear a resposta dolorosa, o examinador experiente usa um teste chamado de *Q-tip test* ou teste do cotonete, tocando pontos específicos, desde a coxa até os lábios e o vestíbulo. Cada área sentida no vestíbulo é referida como um ponteiro de relógio, e a dor é quantificada. Como a aplicabilidade do teste depende da pressão exercida ao toque, a experiência do examinador faz muita diferença. Apesar disso, é possível realizar uma autoidentificação desses locais.

Com o uso do espelho e seus dedos, é possível mapear os locais dolorosos e saber, por exemplo, se a dor acontece logo na entrada, na região do vestíbulo, se apenas dentro da vagina, ou em ambos os locais. É provável que algumas mulheres descubram áreas sensíveis na região dos lábios internos, e até mesmo próximo ao clitóris.

Na entrada da vagina, para se localizar com exatidão os pontos de dor, usa-se a referência de um relógio analógico, sendo a parte inferior 6 horas, as laterais respectivamente 3 horas (direita) e 9 horas (esquerda) e logo abaixo da uretra 12 horas. No que se refere a esse ponto, deve-se evitar o contato em função da possibilidade de contaminação cruzada com as bactérias da flora de cada local.

Esse teste (feito com o auxílio de um cotonete, como já mencionado) serve também para referência no diagnóstico da vulvodínia, que pode ser vestibulodínia (delimitada no vestíbulo) ou clitorodínia (localizada no clitóris). No entanto vale lembrar que esse achado é confrontado com outros antes da conclusão diagnóstica. A **figura 2** demonstra as áreas mapeadas, com seus respectivos números correspondentes, e através dela você poderá localizar cada informação que coletar em seu próprio corpo.

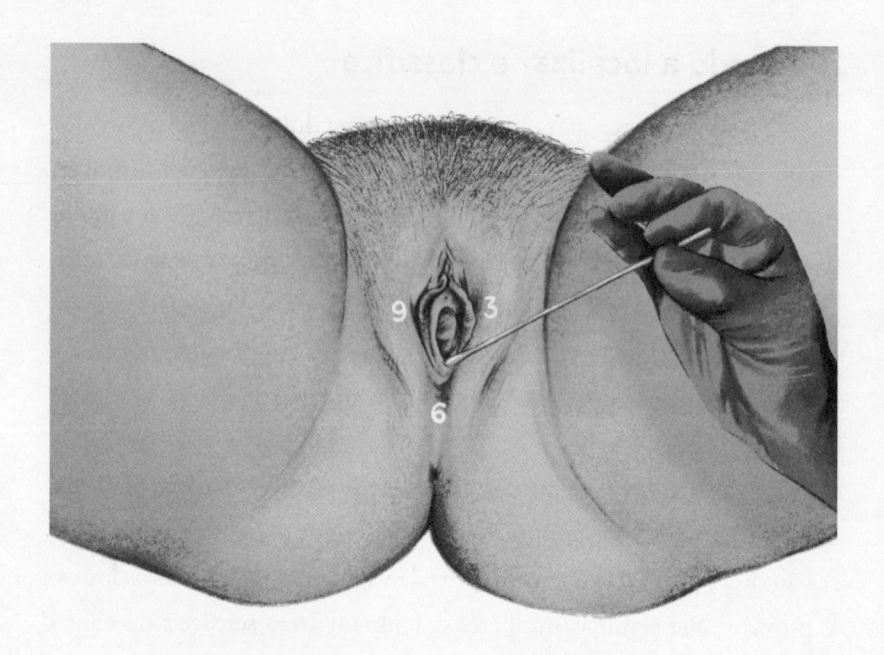

Figura 2: Áreas mapeadas com números correspondentes. Com este mapa você poderá localizar as informações de seu corpo.

Para isso, será preciso usar a ponta dos dedos umedecida com um fluido lubrificante, de preferência com óleos naturais (como coco, azeite e girassol), e as unhas devidamente curtas, limpas e lixadas, já que elas podem ser veículos de contaminação. Não recomendo o uso de luvas, pois, quando se quer testar sensibilidade, seus dedos permitem que você "enxergue" através do tato.

Para introduzir seu dedo na vagina, evite tocar nas áreas dolorosas da entrada, se houver alguma. Entretanto, pode haver dor ou mesmo ardência apenas com o toque da ponta do dedo. É provável que haja medo e tensão. Lembre-se de que a sensibilização central causa isso. É possível sentir a musculatura tensa e alguma limitação para a introdução. Pontos musculares dolorosos também podem ser sentidos ao se pressionar suavemente as paredes vaginais, sintoma que pode sugerir uma referência a uma área lesionada, sendo percebida como uma dor diferente. Entretanto, em um primeiro momento, é possível que você sinta dificuldade em discriminar essa dor.

Vaginismo e hiperatividade da musculatura pélvica são fenômenos habituais em mulheres com dor: os músculos tensos são dolorosos. São bons exemplos disso nossa nuca, nosso pescoço e nossos ombros após um dia difícil. Depois de anos atuando na área de saúde da mulher, posso afirmar que é quase impossível não haver pontos dolorosos musculares em mulheres com dor na região genital. Esses pontos podem causar algia no local da compressão, se apresentar em uma área completamente diferente do ponto comprimido (a chamada dor referida) ou ainda irradiar para outro ponto, seguindo o trajeto de um nervo específico. Saber se a dor está apenas no ponto tocado por seu dedo (localizada), se parte desse para outro ponto (irradiada) ou se ela se manifesta em um local diferente do comprimido (referida) é um diferencial para o tratamento.

Com essas informações, a análise das funções neurais e o exame específico de trajeto nervoso, é possível discriminar se há dormência, alodinia ou hiperalgesia. São testes que avaliam reflexos e, por isso, não devem ser feitos pela própria paciente, já que a consciência do estímulo esperado vai influenciar o resultado. Mas não se preocupe. Ao buscar auxílio, você poderá solicitar essa avaliação e compreender melhor ainda as informações obtidas no resultado.

Mesmo assim, é possível direcionar seus sintomas com informações referentes à sua percepção. A neuralgia do nervo pudendo geralmente causa dor ao sentar, e atividades como evacuar também são causas de queixa. Já outros nervos da pelve lesados, como o ilioinguinal, o ílio-hipogástrico e o genitofemoral, não causam dor ao sentar-se, mas podem doer quando há lesão na coluna lombar, e, ao irradiar para outros locais, pode atingir a pelve e limitar a atividade sexual.

Sabemos que cada área da pele acometida corresponde às informações sensoriais provenientes de cada raiz nervosa, conhecidas como dermátomos. Assim, pela região correlata ao dermátomo, sabemos qual nervo está causando a dor e podemos direcionar o tratamento por todo o seu trajeto.

Também é indispensável investigar regiões dolorosas na pelve e no baixo ventre **(figura 3)**, utilizando-se a ponta dos seus dedos e alguma compressão, para se mapear cada centímetro em busca de pontos dolorosos. Nas áreas da coluna e do glúteo, pode-se facilitar o acesso usando uma bola de tênis **(figura 4)** ou uma vara de ponto-gatilho **(figura 5)** e correlacionar com a área correspondente aos dermátomos. A bola de tênis e/ou o bastão para liberação miofascial são usados no tratamento desses pontos dolorosos em áreas musculares.

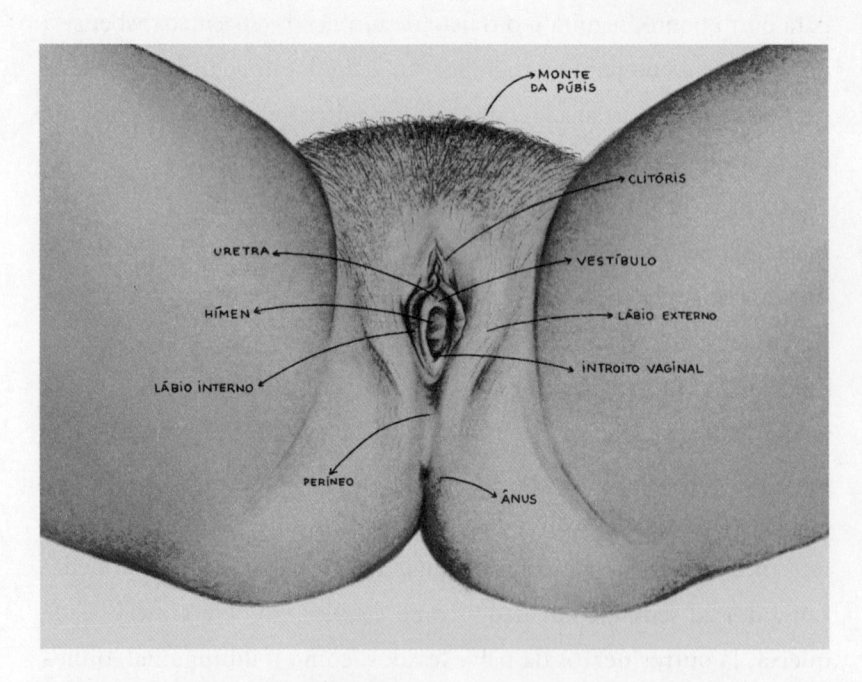

Figura 3: Assoalho pélvico feminino.

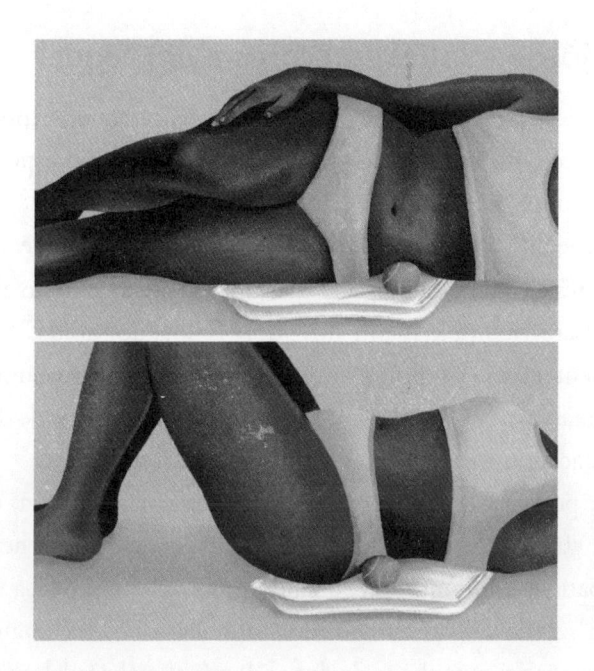

Figura 4: O exercício com a bola de tênis pode ajudar no tratamento.

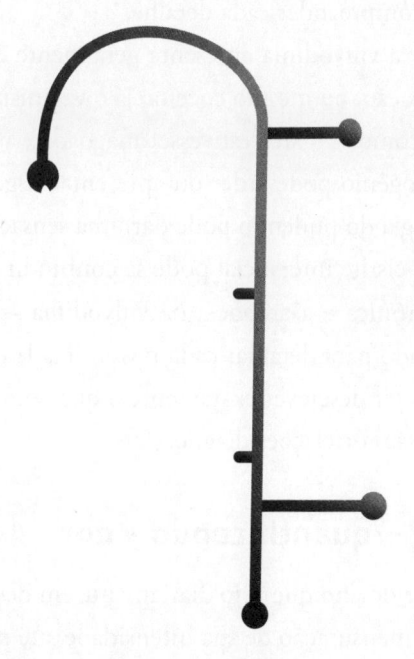

Figura 5: Imagem de uma vara de ponto-gatilho.

Como dói? — explicando cores a um cego

Umas das respostas mais complexas é a tentativa de explicar algo que nosso cérebro se recusa a vivenciar, ou seja, o tipo específico de dor que acomete a mulher.

Sei que é difícil descrever a dor: ela simplesmente surge, e a maioria das mulheres de quem cuidei não fazia a menor ideia de como ela era — tentava descrever simplesmente dizendo: "É uma dor doída."

Frequentemente pergunto "Arde ou dói?" ou "Dói, ou é uma sensação estranha?" e nesse ínterim apresento as variadas formas de descrever a dor, destacando a importância de se tratar cada uma delas.

A dor pode ser sentida como pontada, fisgada, ardência, queimação; pode vir acompanhada de coceira; pode doer como um hematoma ou uma batida, um ponto que, quando pressionado, provoca uma dor "magoada"; pode se parecer com dor muscular ou com uma cólica; e pode ainda vir acompanhada de dor abdominal, pélvica e lombar.

As mais diferentes disfunções apresentam sintomas específicos, por isso precisamos compreender cada detalhe.

Por exemplo, a vulvodínia apresenta geralmente esses sintomas de ardência e queimação, ou mesmo coceira; já o vaginismo pode também causar uma dor como se a área estivesse "magoada"; a atrofia da vagina pela falta de estrogênio pode arder ou apresentar fisgadas como a vulvodínia; a neuralgia do pudendo pode dar uma sensação de queimação na pele; a dor da cistite intersticial pode se confundir com as pontadas da dor pélvica crônica e a ardência da vulvodínia — e teríamos que escrever um tratado para detalhar cada possibilidade diagnóstica. Mas, se cabe a você tentar descrever exatamente o que sente, é tarefa do examinador fazer essas correlações diagnósticas.

Quanto dói? — quantificando a dor

Outro grande desafio que vejo diariamente em descrever a dor para seu cuidador é a mensuração de sua intensidade, até porque se trata de uma percepção totalmente subjetiva.

É costume, nos serviços de saúde em geral, empregar escalas visuais para quantificar a dor, o que, além de uma ferramenta de avaliação, é também um elemento importante na progressão do tratamento. Existem várias escalas para essa finalidade, e aqui opto por usar a Escala Analógica de Dor ou EVA.

Trata-se de um instrumento válido e sensível para se mensurar a dor, mostrando como o sistema nervoso está captando a informação dolorosa. Ela é composta por dez números que representam a variação da intensidade, sendo zero a ausência de dor e dez uma dor insuportável. Conforme você pode ver na **figura 6**, é importante entender o que cada número representa.

Para você ter uma ideia da magnitude desse instrumento, durante o período em que estivemos em distanciamento físico por causa da pandemia de Covid-19, mantive todas minhas pacientes sob cuidados com o uso da escala analógica de dor (você pode ver várias dessas escalas na internet), e assim, juntas, conduzimos o tratamento. Mapeávamos e classificávamos os pontos quanto à intensidade, para reduzir cada um deles a seu tempo.

Acredito que parte do valor deste livro está na experiencia acumulada em anos de atuação, mas também no conceito de instruir as pessoas para o autocuidado que foi redefinido durante a fase de distanciamento do período da pandemia.

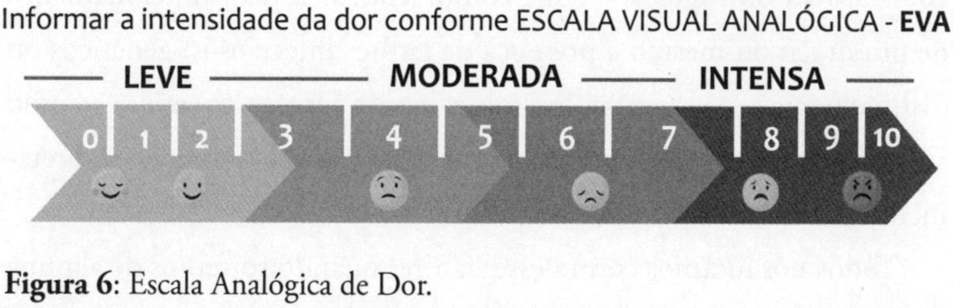

Informar a intensidade da dor conforme ESCALA VISUAL ANALÓGICA - **EVA**

——— LEVE ——— MODERADA ——— INTENSA ———

| 0 | 1 | 2 | 3 | 4 | 5 | 6 | 7 | 8 | 9 | 10 |

Figura 6: Escala Analógica de Dor.

Um olhar diferente para a dor – modelo biopsicossocial

Na contramão da falta de sensibilidade com as queixas de dor na relação sexual, o modelo biopsicossocial insere o sintoma da dor em um contexto mais amplo e humano.

Habitualmente, os diagnósticos de um paciente estão pautados no modelo biomédico, que vincula a doença a aspectos biológicos, como, por exemplo, vírus e bactérias, ou a algum desequilíbrio nos órgãos. Por isso é tão comum a incompreensão nos casos de queixas de dor na intimidade sexual quando há ausência de uma infecção ou doença obviamente visível. Felizmente, em oposição ao modelo biomédico, em qualquer congresso ou pesquisa científica sobre dor crônica o modelo biopsicossocial é citado como importante metodologia de avaliação.

O modelo biopsicossocial traz uma nova perspectiva, englobando o indivíduo integralmente e levando em conta os fatores biológicos, psicológicos e sociais. O modelo imputa a nós, profissionais de saúde, uma necessidade de relacionar melhor nosso atendimento, buscando uma escuta mais efetiva, ampliando nossa comunicação e nossa disponibilidade para com o paciente.

É indispensável considerar **fatores psicológicos**, como perturbações emocionais, insegurança e outros sentimentos negativos, confrontá-los com **fatores biológicos** — que compreendem o mau funcionamento de um órgão ou mesmo a presença de fatores infecciosos, genéticos ou disfuncionais — e enxergá-los sob a luz de **fatores sociais** — como aspectos culturais, econômicos e relacionais que estão direta e indiretamente associados com a dor na penetração.

Todos nós lutamos contra esses fatores quando sofremos de alguma disfunção de saúde.

Em que ponto estamos agora

Lembre-se de que as informações que absorveu até aqui não correspondem a um autodiagnóstico, até porque você pode conduzir de forma errada algo que julga ser uma coisa e na verdade é outra. Trata-se de desenvolver a capacidade de compreender seus sintomas.

Na ferramenta do Google que analisa as principais tendências de busca *(Google trends)*, a palavra "vaginismo" aparece com maior prevalência que outras causas dolorosas no sexo, o que leva muitas mulheres a acharem que têm vaginismo quando buscam na internet informações sobre seus sintomas, fazendo com que permaneçam por anos com um diagnóstico incompleto ou mesmo errado.

É quase sempre assim que acontece: a pessoa chega ao consultório e me diz que tem vaginismo e — pior ainda — que já comprou cursos para tratamento e até dilatadores vaginais para solucionar a questão. No entanto, ao examiná-la, constato que ela apresenta, por exemplo, sintomas de vulvodínia e/ou neuralgia do pudendo e/ou cistite intersticial e que, ao tentar "tratar" o que acreditava ser vaginismo, ela estava agravando a sensibilidade dolorosa.

Sua dor é tão real e importante que necessita de algum auxílio médico e fisioterápico, e neste livro você vai encontrar formas de explicar ao examinador o que sente, de forma clara e precisa, além de se habilitar para ter uma participação ativa no seu tratamento.

Ao final deste capítulo, a **figura 7** servirá para você assinalar os referidos locais, além de classificar a sua dor quanto ao tipo e à intensidade com que ela se apresenta. De posse dessas informações, você terá condições de indagar do profissional de saúde o que exatamente seus sintomas representam.

A combinação de todas essas informações é como um conjunto de pisca-piscas brilhando no escuro. Já que uma única luz piscando isolada não causa o efeito necessário, é preciso a harmonia de várias para se chegar ao objetivo desejado.

Munida desse conhecimento, você está preparada para abordar comigo, no próximo capítulo, quais as formas de tratamento disponíveis e quais delas são adequadas ao seu caso. Chamo de "lanternas" cada modalidade terapêutica capaz de levar você a enxergar a saída desse labirinto da dor.

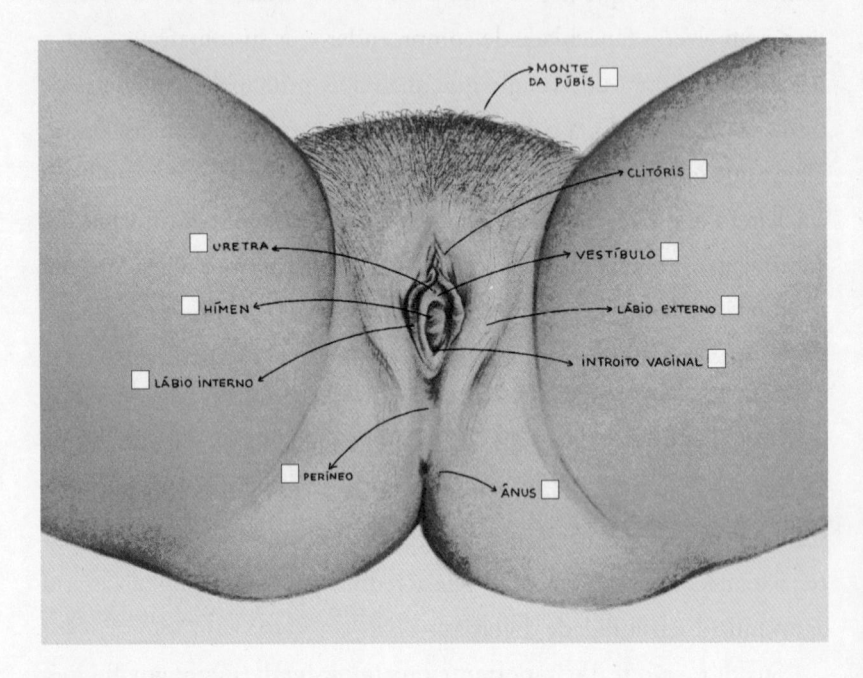

Figura 7: Marque os locais onde você apresenta dor.

Assinale na **vulva** os pontos dolorosos e classifique cada um deles quanto ao tipo, localização e intensidade. Por exemplo, se você sente um ponto de dor do lado direito do vestíbulo da vagina, no ponto 3 horas, pode descrevê-lo:

Ponto 3 — ardência, provocada, localizada, intensidade seis.

Características da dor sentida

Tipos de sintomas de dor
( ) Em queimação
( ) Fisgadas
( ) Pontada
( ) Ardência
( ) Agulhadas
( ) Formigamento
( ) Como uma área magoada/dolorida
( ) Coceira
( ) Irritação
( ) Cólicas

Podendo ser
( ) Localizada em uma área ou generalizada
( ) Referida ou irradiada
( ) Constante ou intermitente
( ) Provocada ou espontânea

Escala numérica	Intensidade
Zero	Ausência de dor
Dois a três	Leve
Quatro	Leve a moderada
Cinco	Moderada
Seis e sete	Moderada a alta
Oito e nove	Intensa
Dez	Intensa e insuportável

Para que sua queixa de dor seja interpretada com clareza, essa percepção é fundamental, e usaremos todas essas informações para definir seu diagnóstico e, principalmente, traçar a melhor linha de tratamento. Portanto, é muito importante que você observe e analise seus sintomas e que possa explicá-los com clareza ao seu médico.

Capítulo 4
POSSIBILIDADES TERAPÊUTICAS: AS POSSÍVEIS SOLUÇÕES PARA SUA DOR

•••••••••

Parábola do Assoalho Pélvico[3]

Era uma vez uma terra chamada Assoalho Pélvico. Todo mundo dependia dela para sobreviver e para ter prazer porque Assoalho Pélvico prestava serviços vitais ao reino, como filtragem e eliminação de resíduos, além de proporcionar prazer sexual e ajudar a apoiar estruturalmente o mundo. A atividade na terra do Assoalho Pélvico era intensa, com seus cidadãos se revezando em turnos de trabalho e repouso.

---

[3] Adaptada do livro Anderson, Rodney & Wise, David. *Headache in the Pelvis: A New Understanding and Treatment for Prostatitis and Chronic Pelvic Pain Syndromes*. São Francisco: National Center for Pelvic Pain Research, 2015.

O governante do mundo ignorava a importância desse trabalho, nem sequer imaginava como ele funcionava. Mas, quando o Assoalho Pélvico não executou suas funções conforme o esperado, o governante ficou decepcionado e frustrado.

Com a insatisfação do governante, os cidadãos da terra do Assoalho Pélvico passaram a trabalhar mal. Estressados e sem reconhecimento, foram ficando cada vez mais revoltados com as exigências do governante. E a cada exigência, mais estresse e mais danos eram gerados nas funções realizadas pelo Assoalho.

Enfim, o governante percebeu que mostrar sua insatisfação e fazer exigências não estava funcionando. Era preciso fazer algo diferente.

O governante contratou vários consultores para resolver o problema. Uns diziam que não conseguiam perceber nada de errado, pois não viam o que havia a ser corrigido, outros que era melhor o governante fingir que não estava acontecendo nada e que talvez fosse um problema imaginário. Mas o reino seguia adoecendo com os problemas causados pelo Assoalho Pélvico. O governante resolveu, então, contratar um consultor mais especializado, que conhecia muito bem como funcionava o Assoalho Pélvico, e a primeira coisa que ele fez foi ir à terra distante do Assoalho para conversar com seus cidadãos. Em seguida, fez com que o governante conhecesse melhor o funcionamento da terra do Assoalho Pélvico.

O governante se surpreendeu com a quantidade de atividades que o Assoalho era capaz de executar. Foram necessárias várias reuniões, e ele entendeu que precisaria reeducar alguns maus hábitos e que algumas das suas solicitações eram excessivas. Muitas vezes, os funcionários tinham que trabalhar sem descanso e em outros momentos eram ignorados e faziam o que queriam.

Logo os trabalhadores e o governante perceberam que a comunicação era essencial e aos poucos começaram a se entender. Mas, às vezes, o governante ainda fazia exigências descabidas e descuidava da terra do Assoalho Pélvico, ou os trabalhadores voltavam a errar por falta de orientação e supervisão constante. E o consultor lembrava insistentemente sobre a importância da comunicação entre ambos.

À medida que o governante e o Assoalho Pélvico aprenderam a se comunicar, passaram a conviver em harmonia, e o governante percebeu que finalmente tinha conhecimento sobre todo seu reino.

Essa parábola traduz a essência do tratamento para as disfunções do assoalho pélvico, sejam elas as dolorosas ou de sustentação, ou mesmo de eliminação de fezes e urina. A parábola ilustra como a ausência de conhecimento das funções do pavimento pélvico contribuem para as disfunções dolorosas, principalmente quando ele segue desgovernado e supersolicitado.

Habitualmente, quando me perguntam como é o meu trabalho na fisioterapia pélvica, eu explico que minha função é a de comunicadora, já que esse papel é fundamental para tratar as disfunções dolorosas no sexo. Poderia parecer simples, mas não é. Muitas mulheres — e também homens — têm dificuldade de perceber suas funções corporais, e isso é essencial tanto no anseio de se livrar da dor quanto na conquista do prazer.

A maioria das mulheres que sofrem com dor na relação sexual nem sequer sabe que existe tratamento.

Para desenvolver essa comunicação, as opções terapêuticas para disfunções precisam se concentrar em autoconhecimento, manejo do sistema nervoso, mudança e criação de hábitos e autocontrole muscular. E cada técnica pode proporcionar um caminho em determinado momento e se apresentar de forma diferente em outro. Com a evolução, percebemos que essa conquista é sempre crescente.

É importante considerar também que há uma individualidade em cada processo e cada mulher é única na sua jornada íntima. Para uma análise correta, é fundamental entender o objetivo de cada método empregado no tratamento. Nesse manejo, caso você seja fisioterapeuta, compreende bem que é assim que cada tratamento se processa, e caso seja quem busca tratamento, precisa focar no objetivo de cada cuidado.

Neste capítulo, vamos abordar as principais técnicas utilizadas no manejo da dor sexual, orientar sobre como a mudança de certos hábitos pode ser determinante para a melhora da dor e trazer exercícios globais de autoconhecimento e consciência muscular e corporal.

Independentemente de termos várias disfunções específicas, como vimos no capítulo três, creio que parte do sucesso dos atendimentos que tenho conduzido se deve ao fato de aplicar técnicas de tratamento de forma ampla, visando às queixas, e não apenas à disfunção em si. Afinal, uma mulher pode ter diagnóstico de uma disfunção e apresentar sintomas clínicos em associação a outras. Por isso, vamos mergulhar em técnicas para cuidar dos sintomas, e não exclusivamente das disfunções.

Visando ao autoconhecimento

Talvez você não tenha percebido, mas seu tratamento já começou. Desde que se tornou consciente do seu problema e mergulhou nas informações sobre seu corpo, você começou a compreender como a dor age de forma traiçoeira ao se manifestar no momento da sua intimidade.

Se até aqui você resistiu a usar o espelho, espero agora conseguir convencê-la a olhar para o reflexo da sua região genital e também senti-la na ponta dos seus dedos, várias vezes.

Dentre as técnicas mais utilizadas para o autoconhecimento temos, além da visualização, a respiração e os exercícios de autopercepção.

Além do contato visual e físico, que iniciamos nos capítulos anteriores, quero que você esteja atenta ao seu corpo observando sua respiração.

Quando estou atendendo, ou dando aula, sempre friso o quanto a respiração é uma importante aliada no processo de atenção ao próprio corpo, e não apenas de um segmento, mas do todo. Durante toda minha trajetória profissional, as práticas de respiração conduzida me auxiliaram no cuidado de centenas de mulheres com disfunção dolorosa.

Diferentes culturas e inúmeros artigos empregam exercícios respiratórios como opção terapêutica a diversas condições de saúde, e aqui, acredite, essa conexão faz toda a diferença.

Muitas vezes, atendo pacientes jovens que mal conseguem respirar de tanto medo de serem examinadas. Com frequência, essas apresentam um vaginismo severo e têm uma respiração curta e rápida.

Há pouco tempo recebi mensagem de uma paciente que mal conseguia respirar quando chegou ao consultório pela primeira vez. Como ela era uma pessoa muito reservada, apenas falar sobre o motivo da sua consulta já dificultava sua respiração.

Logo observei que ela tinha pânico que eu a avaliasse e imaginei que reproduzia o mesmo comportamento com sua médica, o que provavelmente estava impedindo que parte do diagnóstico fosse fechada. Começamos do começo, respirando e criando uma relação de confiança e calma. Com alguns minutos de exercícios de respiração e concentração, conseguimos olhar para o espelho já em sintonia.

Essa paciente tinha o diagnóstico de vaginismo primário, mas também havia a possibilidade clínica de vulvodínia vestibular provocada primária, já que relatava ardência nos pontos específicos na entrada da vagina. Percebemos também vários pontos dolorosos à palpação e, depois que conseguimos fazê-la chegar ao autocontrole respiratório, eu a reconduzi à sua ginecologista com as queixas mais assertivas. E aí pudemos confirmar a presença das disfunções.

Durante todo seu tratamento, precisei lembrá-la de respirar e se conscientizar de cada sensação obtida. A mensagem que recebi dela falava em autoconfiança e autoconhecimento, em viver suas experiências sexuais e realizar as orientações terapêuticas domiciliares. Sua vulvodínia está sob controle, e ela não apresenta queixas.

Existem vários tutoriais, vídeos e até cursos que ensinam a respirar. Vou disponibilizar algumas propostas simples, que uso no consultório e que são reproduzidas em casa por todas as minhas pacientes. Mas você pode (e deve) procurar técnicas variadas e fazer uso delas em seu desenvolvimento terapêutico.

Deitada ou sentada, procure apoiar suas costas e cabeça e manter as pernas relaxadas. Se a posição não for confortável, você provavelmente vai se dispersar com frequência.

Inspire suavemente e sinta, apenas sinta, a presença do ar passando pelas narinas, expandindo suas costelas e seu abdômen. Sinta a saída do ar, com a diferença de temperatura, e também o recolhimento das costelas e do abdômen. Quando inspiramos, inflamos e quando expiramos, recolhemos, buscando sempre sentir nosso corpo em cada fase do ciclo respiratório.

Leve sua respiração a cada parte do seu corpo, demorando alguns segundos em pés, pernas, coxas, pelve, tronco e peito, nuca e cabeça. Retorne à pelve e vá levando sua atenção à sua região genital e apenas sinta como a respiração age lá.

Quando inspiramos, empurramos na direção do assoalho pélvico as vísceras que temos dentro da cavidade abdominal, por pressão do diafragma, que desce e empurra. E, quando exalamos, recolhemos esse movimento. Podemos então dizer que, ao inspirar, o assoalho pélvico desce e, ao expirar, ele sobe, acompanhando todo o ciclo respiratório.

Algumas incursões assim são o suficiente para você começar a se conectar com seu corpo. Mas, como mencionado, existem várias técnicas de respiração conduzida que ajudam nesse propósito. Essa percepção é muito útil no manejo muscular e será um somatório.

Uso de recursos e exercícios para percepção corporal — a autopercepção como ferramenta de autoconhecimento

Ao longo dos anos de atendimento a mulheres com disfunção da dor, aprendi muito com todas elas e pude notar que uma característica marcante no tratamento é o medo do toque direto na área dolorosa. Esse medo é comum em quem nunca desenvolveu uma atividade sexual completa e também em quem já desenvolveu sua vida sexual, mas passou a sentir dor em algum momento específico, como por exemplo após alguma cirurgia. Não é um sentimento fácil de controlar, sei disso, e, no manejo desse sentimento, são úteis recursos de autopercepção da região genital.

Mesmo na ausência de medo, esses recursos auxiliam a melhorar o controle sensorial e muscular, já que é uma região do corpo que recebe pouca atenção.

Para essas técnicas, precisamos nos alinhar com a melhor postura possível e usar roupas confortáveis, que se ajustem ao corpo, como leggings.

Podemos usar rolos feitos com toalha, almofadas em formato cilíndrico, bolas de tamanhos variados, como bolas de pilates e de exercício como *overball*. É importante sentar-se alinhada sobre esses dispositivos, para que a área genital fique em contato direto com a superfície escolhida.

Ao final deste capítulo, você vai encontrar exercícios de conscientização corporal com essas opções de superfície, além de exercícios de alongamento que auxiliam na percepção corporal.

Educação em dor – terapêutica do toque e manejo do sistema nervoso

Como você já sabe, é por meio do sistema nervoso que as sensações de dor e prazer são percebidas e interpretadas, então, para tratarmos a dor e guiarmos nosso corpo ao prazer, precisamos orientar nosso sistema nervoso.

Se você atua no cuidado de mulheres com dores na relação sexual, sabe que muitas podem apresentar características de catastrofização da dor. Na prática clínica, nosso trabalho é buscar onde essa dor se manifesta, seja ela localizada, irradiada, referida, uma síndrome miofascial, uma síndrome de aprisionamento de tecidos, como a miofáscia, ou de tecidos neurais. Pode haver dores e alterações em estruturas viscerais, musculares, alteração postural, gerando posturas antálgicas, e mesmo manifestações no sistema urológico e — o que nos trouxe até aqui — as manifestações na relação sexual.

No processo de educar, a informação que chega ao nosso cérebro, os toques, massagens e estímulos dirigidos são ferramentas muito importantes para gerar a dessensibilização.

Esse manejo é realizado de várias formas, pois todas as técnicas que usamos são integrativas. Mesmo um exercício para alongamento ou conscientização corporal é capaz de orientar o sistema nervoso, e, quando buscamos algo que atue de forma a modificar o sistema nervoso central, usamos também terapias mais locais. Nesse caso, a terapia manual é uma enorme aliada, e você nem imagina o quanto ela tem o poder de transformar toda sua percepção sensorial.

A massagem dessensibilizante é um conjunto de técnicas que fornece informação de forma gradual ao corpo, com o intuito de criar uma acomodação na informação gerada pelos toques para conseguirmos reduzir a resposta de dor.

Lembre-se de que estamos falando de dor crônica, essa dor que já está aí há muito tempo, limitando seu prazer e sua vida sexual. Seu corpo processa a informação de dor, em vez da de prazer, e, por meio do contato direto no local doloroso, há uma reeducação gradual dessas informações dolorosas.

Sugiro que você mantenha um diário, uma ferramenta bastante útil para registrar as informações de tratamento localizado, como, por exemplo, essas massagens, tanto as realizadas na terapêutica domiciliar como no tratamento com seu cuidador. Procure sempre classificar a algia utilizando a escala analógica de dor para, assim, ter um parâmetro evolutivo. Sempre que planejo a alta de qualquer paciente, analiso com ela o quanto evoluímos juntas e o quanto ela o fez com os exercícios propostos para realização em casa; e assim somos capazes de traçar um prognóstico adequado.

As técnicas terapêuticas de massagem superficial dessensibilizante que usamos para dores logo no toque inicial; a terapia manual para pontos-gatilho, usada para dores mais profundas; as manobras de liberação muscular; *Cyriax* ou massagem transversa profunda; a osteopatia e a manipulação neural são orientadas e feitas de forma muito individualizada, sendo fundamental o manejo por um fisioterapeuta especializado. Importante destacar que temos um sistema nervoso sensibilizado e que não adianta liberar as estruturas musculares pontuais se não houver melhora das conexões nervosas dessas estruturas.

Cabe ressaltar também que, quando uma estrutura muscular entra em sofrimento, ela entra em contratura, e a região circunvizinha passará pelo mesmo processo, como ocorre com as fáscias, por exemplo, e as estruturas neurais podem sofrer um aprisionamento e até mesmo ficar encapsuladas, fazendo essa dor ciclar.

Alguns ginecologistas prescrevem cremes e massagens nos pontos dolorosos, mas é preciso um auxílio específico para guiar a forma como será esse toque e a avaliação dos pontos musculares tensionados.

Quando tocar as áreas dolorosas, lembre-se de quantificar e anotar no diário as sensações. Use a escala analógica do capítulo quatro e anote como e onde estão seus sintomas de dor. Esse comportamento auxilia na educação e é uma ferramenta muito útil para a redução dos sintomas.

Tenha paciência com a dor até ela ir sumindo aos poucos. Ela vai torná-la mais forte e ajudá-la a alcançar seus resultados.

Na terapêutica, é fundamental incluir o manejo de estresse global, para que haja distensionamento muscular, visto que estados de vigília constante levam à ativação do sistema nervoso simpático, aumentando a tensão muscular.

Dores crônicas apresentam aspectos sindrômicos, e precisamos ter um olhar fora da pelve e da região genital. Com isso, terapêuticas de redução da tensão, melhora de higiene, manejo do sono e atividades físicas regulares formam práticas de saúde global e são úteis no tratamento dessas dores.

"Nervoso" de encostar

Uma das maiores limitações ao tratamento da dor está no fato de muitas mulheres relatarem a dificuldade de encostar na região genital. A frase "sinto nervoso", além de comum, é também clinicamente explicável. Se você é profissional de fisioterapia pélvica e está lendo este livro, provavelmente está assentindo com a cabeça.

Em crianças, por exemplo, é comum observarmos o comportamento de defensividade tátil, quando a criança chora ou mostra repulsa ao encostar em uma textura desconhecida, como a areia da praia. E, geralmente, essa resposta de medo desaparece sozinha. Caso contrário, será necessária alguma intervenção para tratar essa defesa sensorial.

A defesa sensorial é um distúrbio de modulação caracterizado por hipersensibilidade, superorientação e aversão. Não é descrito normalmente para adultos, mas a aversão ao toque genital corresponde ao comportamento.

Uma sugestão para desenvolver esse conhecimento e evitar a aversão é estimular a exploração da textura da cavidade bucal com as pontas dos dedos e desenvolver a percepção dessa área, que é bem parecida com a cavidade vaginal, por ser uma mucosa quente e úmida. Terapeutas sexuais também são excelentes para auxiliar nesse desenvolvimento.

Massageadores, vibradores e dilatadores

Há uma variedade de produtos para auxiliar no tratamento das disfunções dolorosas femininas, e eles são muito úteis, na grande maioria das vezes, se bem utilizados.

Os massageadores auxiliam a acessar áreas a que temos dificuldade; também servem para alongar e oferecem superfícies diferentes ao toque dos dedos, mas ressalto que a percepção com os dedos permite ao cérebro "enxergar" uma área em que a comunicação se faz essencial.

Esses massageadores (**figura 8**) podem ser apenas alavancas ou ter também a função vibratória (**figura 9**), que nesse caso ajuda a dessensibilizar o sistema nervoso. As terminações nervosas, geralmente, não percebem a dor quando a vibração atua sobre o local doloroso, e por isso ela facilita o contato no local, a massagem, o alongamento muscular e também a introdução.

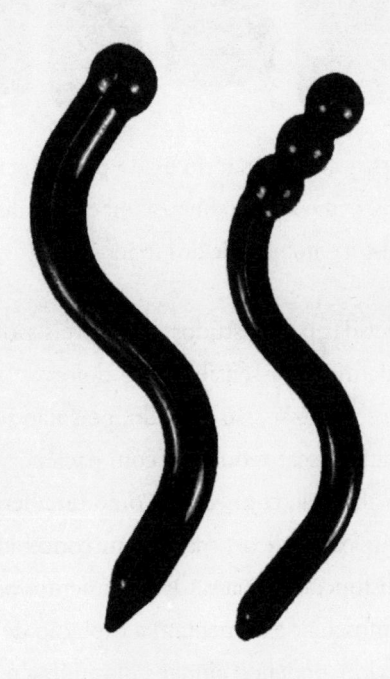

Figura 8: D-dell, massageadores perineais usados como recurso de massagem e alongamento. Servem para auxiliar a dessensibilização e também como uma alavanca para facilitar o manejo.

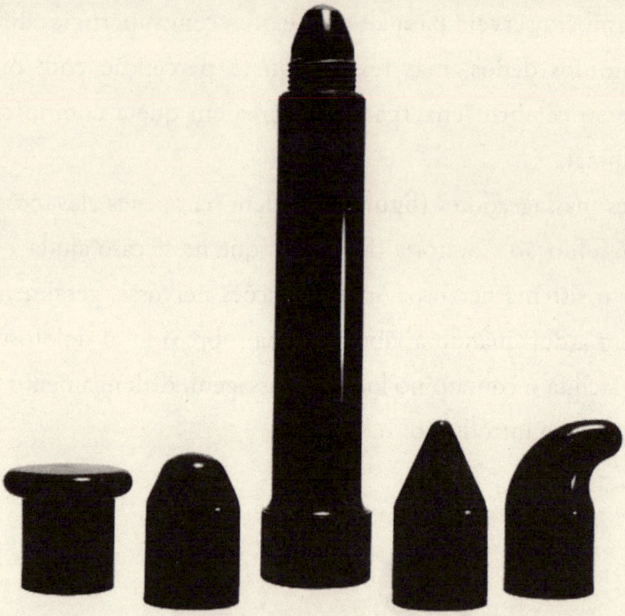

Figura 9: Peridell, massageador vibratório usado para dessensibilizar as áreas dolorosas em disfunções como a vulvodínia. Também auxilia no aumento de fluxo sanguíneo genital e na mobilidade dos tecidos.

As massagens sugeridas pelos estudos disponíveis são sempre no sentido de reduzir gradualmente a sensibilidade dolorosa, e esse é, sim, o melhor caminho para se realizar esse cuidado, pois não se deve estimular altos níveis de dor, e sim buscar reduzi-los com paciência e moderação.

Os vibradores em geral são conhecidos como uma ferramenta de prazer, não como dispositivos médicos, mas foram concebidos inicialmente para tratamento das disfunções sexuais. Os movimentos oscilatórios da vibração agem no fuso muscular e aumentam a captação de sangue, melhorando a perfusão do tecido, podendo ajudar a diminuir a tensão muscular e aumentar o relaxamento. E podem ser usados para facilitar ou inibir a atividade muscular, sendo um componente que traz consciência da área tratada.

A vibração é recomendada para transtorno de penetração doloroso, como o vaginismo e também para a vestibulodínia provocada, devido ao seu mecanismo de inibir a dor. Uma terapia chamada "terapia de vibração vulvar" usa como base a vibração, que é direcionada para tratamento da dor e da ardência na vulvodínia.

Em mulheres com quadro de atrofia vaginal após menopausa e na dor sexual após o parto, recursos que estimulam o fluxo de sangue local são excelentes para auxiliar na terapêutica.

Os dilatadores (**figura 10**) são instrumentos usados para gradualmente se ampliar o tamanho do canal vaginal e são indicados no tratamento do vaginismo, da atrofia vaginal e também na estenose do canal vaginal, que ocorre em tratamentos oncológicos. A proposta desses dilatadores é ir se conquistando o alongamento gradual para a penetração, e podem ser usados também para massagem. Esse alongamento não se mantém sozinho, a não ser que haja uma boa memória corporal após o uso desses instrumentos, o que os torna uma importante ferramenta de comunicação com essa região.

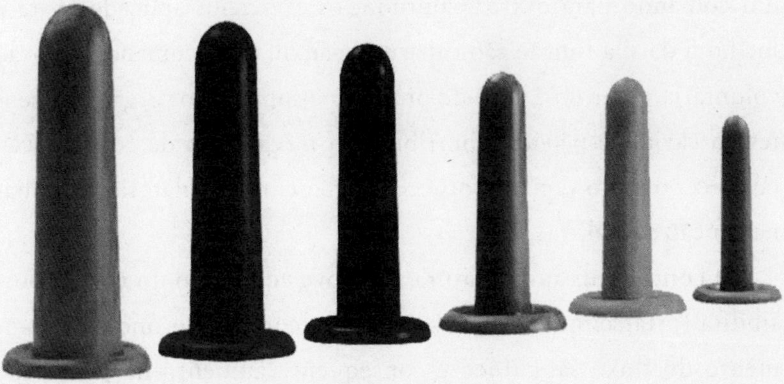

Figura 10: Dilatadores vaginais usados no tratamento de disfunções dolorosas como o vaginismo, a atrofia vaginal, a estenose vaginal e a vulvodínia.

Alguns autores e até fabricantes sugerem protocolos de uso de dilatadores, mas é preciso reconhecer que, apesar de serem muito úteis ao tratamento, a atividade sexual para a qual ele deve "preparar o corpo" envolve mais do que apenas a entrada do pênis. Há movimento na penetração pênis-vagina, e é fundamental buscar a consciência corporal durante essa introdução. Usando a respiração como guia, a mulher pode ir sentindo cada centímetro introduzido, através de movimentos vaginais com sua musculatura, e assim reduzir o espasmo muscular causado pelo vaginismo. Nos casos de atrofia e estenose, ela pode usar esses exercícios para estimular a mobilidade dos tecidos. Nesse aspecto, visamos ao **autocontrole muscular** e ao **autoconhecimento**.

O controle muscular

Os músculos do assoalho pélvico têm ação voluntária e involuntária, e não sabemos exatamente como esse mecanismo passa de um comando para outro. Contudo, os exercícios aplicados para a melhora da sua função são capazes de auxiliar no comando da ação voluntária, criar uma rede de proteção e suporte aos órgãos presentes na cavidade pélvica, contribuir no mecanismo de continência, favorecer o parto vaginal, fornecer incremento circulatório e auxiliar na função sexual.

O controle da musculatura promove equilíbrio do tônus, possibilita fortalecimento e relaxamento adequados, proporciona aumento do fluxo sanguíneo e consequente aumento da percepção sexual e lubrificação. É indicado para todas as condições de disfunção dolorosa, principalmente em alterações da menopausa, do pós-parto, do vaginismo, da vulvodínia, dos processos oncológicos e pós-operatórios.

Esses exercícios devem ser aprendidos e desenvolvidos sob orientação, devido à individualidade, visto que a literatura científica descreve que mais de 70% das mulheres não sabem contrair e relaxar de forma correta a musculatura perineal. Ao fim deste capítulo, temos exercícios para ajudar nesse processo de consciência muscular.

Vale enfatizar que a ativação muscular sempre terá objetivos muito definidos, pois cada mulher poderá apresentar uma necessidade específica. Por exemplo, é possível que haja necessidade de fortalecer musculaturas para uma mulher na menopausa ou em pós-parto, mas, em muitos casos, iremos realizar uma coordenação de atividade muscular para evitar uma contração indesejada — como um tecido muscular com espasmo — e alterações que possam afetar as estruturas viscerais e a função sexual. Em resumo, pode ser necessário um fortalecimento muscular ou um controle para relaxamento, a depender de cada uma. O importante é ter em mente que o tratamento é possível.

No vaginismo, que é uma condição muito incidente, seja de forma isolada ou combinada com outras disfunções dolorosas, o autocontrole muscular é o ponto-chave no tratamento. É ele que vai reduzir a presença do espasmo doloroso. Os músculos do assoalho pélvico possuem uma camada muscular superficial e outra mais profunda, e saber exercitar as características musculares específicas é fundamental. Para isso, solicitamos contrações musculares rápidas e/ou sustentadas, com pausas de relaxamento, e nesse caso o relaxamento completo é necessário.

Como o medo é um sentimento que acompanha essa disfunção, a consciência corporal obtida por meio do movimento apreendido é uma ponte para desenvolver o controle e a autoconfiança corporal.

Frequentemente, as pessoas buscam tratamentos rápidos e milagrosos e, no caso de apresentarem essa ausência de consciência corporal, relutam em se disciplinar para a aprendizagem. Na verdade, essa consciência de movimento deveria ser parte integrante como item de boa saúde.

Mudança e criação de hábitos no cuidado da saúde íntima

Geralmente, na primeira consulta com o especialista no cuidado da dor sexual, a mulher recebe várias informações sobre seu autocuidado, sempre direcionadas a cada queixa que ela apresenta.

Quando temos o diagnóstico definido, é mais fácil orientar cada paciente, como, por exemplo, em casos de vulvodínia. No entanto, como as queixas se confundem, buscamos sempre a criação de hábitos direcionados ao que a mulher relata como necessidade de tratamento.

Cuidados com higiene, sabonetes, duchas e banhos

Em nossa sociedade, a orientação do processo de higiene genital tem como recomendação expressa evitar odores, como se nosso cheiro natural fosse inadequado ou até sujo em algum aspecto.

Nossa região genital apresenta secreções, o que não é sujo ou nojento, é apenas normal — a não ser quando há sinais de infecção. As secreções vaginais são necessárias e fazem a vagina ser autolimpante. Diariamente expelimos da nossa vagina algo em torno de uma colher de chá de secreção.

Elas mantêm a vagina protegida contra a invasão de fungos e microrganismos que podem ser nocivos, além de ajudar na eliminação de células mortas e manter a hidratação da mucosa. Não querer ter secreção vaginal é o mesmo que querer a boca sem saliva. E, assim como a boca, quando está seca, a vagina racha, ficando suscetível a fissuras e lesões.

A maioria das mulheres quer eliminar suas secreções e deixar a vagina com cheiro de flores e perfumes, e isso acaba por danificar a mucosa e o pH vaginal, que são naturalmente ácidos.

O ideal é usar sabonetes menos abrasivos e com o mínimo de compostos possível, pois geralmente auxiliam na manutenção do pH vaginal. Mas, para mulheres com alergias e na menopausa, os sabonetes íntimos parecem mais bem tolerados. Quando há o diagnóstico de vulvodínia é sugerido também a eliminação de compostos que contenham propilenoglicol, pois essa substância parece agravar os sintomas de ardência vulvar.

A temperatura da água muito elevada pode também causar ressecamento e tirar a proteção natural da pele, por isso sugerimos a água apenas morna.

Você já deve deduzir que duchas e banhos de vapores e vaporização acabam também por eliminar a proteção natural, matando as bactérias de defesa que temos na mucosa vaginal, favorecendo a proliferação de fungos e, consequentemente, a candidíase de repetição.

E o uso de papéis higiênicos perfumados, perfumes íntimos, lenços umedecidos e protetores de calcinha são amplamente contraindicados, pois afetam as terminações nervosas causando irritação na mucosa e podem piorar seus sintomas.

Cuidados com a depilação

Existem várias práticas de depilação de que podemos fazer uso, como gilete, cera, maquininha, creme, laser. Mas quais cuidados devemos ter para eliminar os pelos?

Na indústria da beleza, não faltam produtos ou serviços para essa finalidade, mas os estudos voltados para as mulheres que têm dor na relação sexual citam a "depilação brasileira", quando todos os pelos da região dos lábios são removidos com cera quente, um potencial deflagrador de dor para quem apresenta sinais de vulvodínia.

Para escolher o método de arrancar seus pelos, avalie os que evitam inflamação dos folículos e temperaturas elevadas.

Cuidados com a menstruação

Durante a menstruação, mulheres que sentem dor na relação podem ter seus sintomas potencializados, devido à variação hormonal. Naquelas diagnosticadas com endometriose, esse período pode ser especialmente doloroso.

A utilização de protetores que evitem abafamento da área genital é um cuidado importante a ser observado, em especial para mulheres com vulvodínia. O uso de absorventes internos para muitas ainda pode ser um desafio, mas o copo coletor tem se mostrado útil no cuidado de evitar esse abafamento.

Se você acha muito difícil começar logo com o copo coletor, o uso de absorventes internos com aplicador, para quem quer começar a tentar introduzir um absorvente, pode ser uma boa opção. Para facilitar a entrada, pode ser aplicado um pouco de óleo de coco. Vale lembrar que é importante ler a bula, que alerta para o risco de choque tóxico caso você permaneça com o absorvente interno por mais tempo do que o adequado.

Cuidados no ato sexual

A prática sexual para quem sente dor na relação exige uma atenção aos detalhes, pois já existe uma memória de dor ali no cérebro, e não devemos ativá-la.

O uso de preservativos com látex pode ser um fator que potencializa a ardência em mulheres com vulvodínia e também nas que apresentam alergia a esse material.

Mulheres com alergia ao sêmen também podem ter queixas de urticária e ardência, e nesse caso o coito interrompido ou preservativos femininos ou masculinos devem ser adotados.

A lubrificação durante o sexo é fundamental, e é indicado o uso de lubrificantes naturais, como óleo de coco e de girassol. Lembrando que esses não devem ser usados com preservativo de látex. Devemos evitar os lubrificantes com compostos derivados do petróleo, e aqui novamente o propilenoglicol pode ser citado.

E se doer? Não insista! Sexo é para ter prazer, nunca dor. Depois de realizar todas as técnicas de tratamento, a penetração irá ocorrer sem dor. Se insistimos, ela aumenta, e a possibilidade de se sentir prazer até de outras formas fica cada vez mais distante.

Cuidados com a hidratação vaginal

Vaginas ressecadas são portas de entrada para infecções, além de serem focos de dor.

A síndrome de Sjogren é uma doença autoimune que causa secura nas mucosas, como olhos, boca e vagina, e essa secura pode causar fissuras no canal vaginal durante a tentativa de penetração. O mesmo ocorre com ressecamento e desidratação vaginal ocasionados pela falta de estrogênio durante a menopausa, no pós-parto e nos tratamentos oncológicos.

O uso de hidratantes ou a reposição de hormônios são prescritos pelo ginecologista e devem ser aplicadas também massagens para estimular a distensibilidade da mucosa vaginal.

Óleos vegetais como o óleo de coco, o de girassol e até o azeite de oliva possuem boa aplicabilidade para lubrificar e para as massagens de dessensibilização e hidratação.

Cuidados com queixas para eliminar a urina

As queixas urinárias estão presentes em muitos casos de disfunção do assoalho pélvico, e, na cistite intersticial, a dor para eliminação da urina compromete a qualidade de vida da mulher.

Os intervalos entre as micções, mesmo com uma ingesta de água regular, se tornam ou muito curtos — abaixo de três horas e com uma sensação de que nunca acabou todo o xixi —, ou muito extensos — retendo a urina por muito tempo, sem desejo de micção. Em assoalhos pélvicos muito tensos é comum termos essas alterações, e a regulação do tônus muscular funciona para reduzir essa condição e também os quadros dolorosos.

A forma correta de eliminar a urina é totalmente relaxada e sentada, mas como assim? Precisa dizer que tem que se sentar? Muitas mulheres, na pressa do dia a dia, não se sentam para fazer xixi — inclusive, mal fazem essa pausa básica e essencial.

Para um relaxamento completo, o ideal é levar a roupa de baixo até o tornozelo e repousar os cotovelos apoiados sobre os joelhos, adotando uma postura tranquila e, sem pressa ou força, aguardar toda a urina sair.

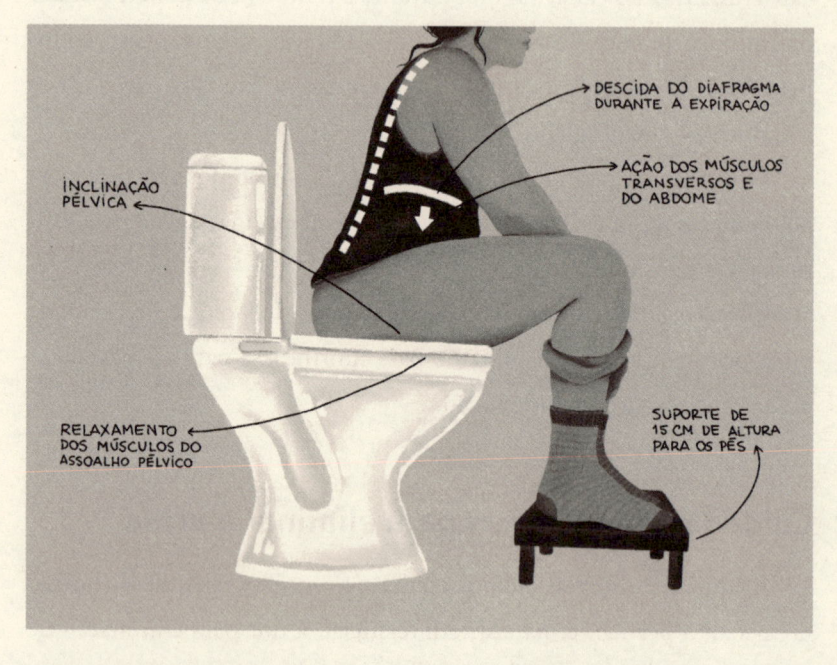

Figura 11: Posição adequada para eliminação completa da urina, em que a postura permite maior relaxamento do assoalho pélvico.

Cuidados com queixas na eliminação das fezes

A constipação, além de estar atrelada às questões nutricionais, como a baixa ingesta de fibras e mastigação insuficiente, pode ser agravada por ausência de hidratação e aumento de tensão da musculatura perineal.

A ingestão de água e alimentos que favoreçam o trânsito intestinal deve ser orientada por nutricionista, mas vale lembrar que fibras e água devem estar em equilíbrio para contribuir com o processo digestivo e o funcionamento intestinal.

Nos cuidados para eliminação das fezes e para auxiliar o relaxamento correto do assoalho pélvico, o uso de uma banqueta para elevar os pés, criando um ângulo adequado para a excreção e repouso corporal é muito útil. Semelhante à eliminação de urina, estar com a postura relaxada e aguardar pacientemente, sem forçar, é indispensável para a evacuação.

Cuidados na ingestão de alimentos

É consenso a relação entre a alimentação e o bem-estar. Sabemos que vitaminas e minerais são essenciais na manutenção da saúde e na mitigação de doenças, principalmente naquelas em que a deficiência desses nutrientes é a causa. Atualmente, há evidências de que a alimentação recupera a saúde graças a mecanismos biológicos.

Por outro lado, o consumo de certos alimentos pode ter efeitos prejudiciais à saúde de todas nós. Dietas de eliminação podem ser utilizadas no manejo das disfunções dolorosas, para condições como síndrome do intestino irritável, vulvodínia, cistite intersticial. Além disso, há também dietas que atuam na prevenção de contaminações fúngicas como a candidíase de repetição.

A prescrição de compostos e alimentos anti-inflamatórios pode ser aplicada nas mulheres com endometriose e dor pélvica crônica. Nos quadros em que a alteração muscular é determinante, como vaginismo e prolapsos, as condutas dietéticas auxiliam na qualidade do tecido muscular.

O planejamento nutricional segue sempre a individualidade, como todo tratamento, e demonstra excelentes resultados.

Recursos usados para tratamento na fisioterapia

Uma das frases que mais escuto é que muitas mulheres nem sabem que existe fisioterapia para a região perineal. Mas é uma área de excelência que cuida de mulheres, homens e até crianças, abrangendo as disfunções dolorosas e de controle urinário e fecal, além de cuidados obstétricos.

Nas técnicas usadas para tratamento, há a aplicação do conhecimento da função muscular, o manejo das condições dolorosas, a terapia comportamental e o restabelecimento da função, seja ela urinária, fecal ou sexual.

As *terapias manuais* permitem o controle e a redução da dor por meio da inibição de pontos específicos ou áreas dolorosas. Várias técnicas neurais e musculares são empregadas para permitir o funcionamento e a restauração da função. O uso de técnicas para tratar pontos-gatilho presentes dentro da cavidade vaginal apresenta resultado imediato e é amplamente aplicado em mulheres com dor pélvica crônica, vaginismo, vulvodínia, em períodos pré e pós-parto, com endometriose e outras queixas relacionadas ao assoalho pélvico com excesso de tensão muscular.

A *cinesioterapia motora* é um conjunto de exercícios específicos capazes de gerar fortalecimento ou relaxamento muscular. Serve para promover mobilidade, aumento de fluxo sanguíneo, tratar dores e melhorar a consciência corporal. Engloba alinhamento postural, respiração e movimento, num arranjo individualizado.

O *biofeedback perineal* é uma técnica usada para reeducação muscular, na qual a paciente visualiza a atividade realizada pelos músculos do assoalho pélvico. Sim, você pode usar um espelho para ver e seu dedo para sentir, mas também é possível visualizar a atividade muscular conectada a uma tela de computador, através de eletrodos de superfície ou de um dispositivo intracavitário. Visualiza-se uma linha gerada na tela, e com isso é possível orientar a contração e, principalmente, o relaxamento muscular. É um instrumento lúdico e amplamente utilizado, além de bastante útil. Graças a essa tecnologia, é possível tratar e orientar a musculatura perineal em todas as suas necessidades.

A *eletroestimulação perineal* utiliza correntes elétricas não polarizadas no assoalho pélvico, que promovem a ativação ou a inibição de fibras nervosas. Com essa técnica, é possível realizar fortalecimento muscular, reparação dos tecidos, inibição de dor e ativação circulatória. Pode ser usada internamente, dentro do canal vaginal, e externamente, com eletrodos de superfície. Cada aplicação depende do objetivo que se busca no momento. Há algumas contraindicações e, por isso, o profissional deve avaliar em particular a aplicação da eletroterapia, que apresenta excelentes resultados.

A aplicação de *fototerapia* também tem se mostrado útil no tratamento das disfunções dolorosas relacionadas à sexualidade. A *fotobiomodulação*, que é um laser de baixa intensidade, e o infravermelho ainda estão em estudos para aplicação no assoalho pélvico, mas já vêm apresentando bons resultados na melhora da dor e na redução de sintomas de tensão muscular.

Outros recursos valiosos

Atividade física como remédio contra a dor

Há evidências abundantes de que a prática de exercícios auxilia a regular os níveis hormonais, melhora o sono, reduz a ansiedade e os níveis de dor. O papel dos exercícios como suporte no controle da dor se deve a elevação dos limiares de sensibilidade, melhora na circulação sanguínea, desenvolvimento de consciência corporal e melhora da autoestima. Posso afirmar que um dos remédios mais eficazes no tratamento das algias pélvicas, principalmente a dor pélvica crônica, é a prática regular de exercícios físicos.

Recursos farmacológicos

Fármacos que atuam no sistema nervoso central vêm apresentando benefícios quando a causa da dor possui um componente neuropático, com evidências de melhora da dor crônica. Esses medicamentos são recomendados como auxílio no tratamento da sensibilização central e criam uma "janela de oportunidade" para as outras terapêuticas obterem sucesso. Os inibidores de recaptação de serotonina — como a gabapentina e pregabalina — e os antidepressivos tricíclicos — como a amitriptilina — são tanto prescritos para uso oral ou em géis manipulados de aplicação tópica. Os estudos mostram que são excelentes aliados no manejo da vulvodínia e de outras formas de dor crônica.

Na prática, vejo algumas mulheres com receio de utilizar a medicação controlada, mas esses medicamentos não são prescritos apenas para a dor genital ou pélvica, mas também para outras manifestações de dor crônica. Há, sim, presença de efeitos colaterais, mas para isso o acompanhamento médico é fundamental, e o tratamento farmacológico não é eterno, mas sim administrado por um período para depois ser retirado. Como disse, eles criam uma oportunidade para que outros tratamentos alcancem uma melhor eficácia.

Atualmente, o uso do cannabis medicinal também tem apresentado bons resultados no manejo da dor pélvica e sexual.

Da mesma forma, a prescrição de estrogênio e outras terapias hormonais ocorrem no tratamento de alterações atróficas na menopausa e no pós-parto imediato e contribuem para a vascularização da mucosa vaginal.

Injeção em pontos-gatilho

A dor miofascial em pontos específicos presentes na região abdominopélvica pode ser tratada com injeções com solução salina, esteroides ou opioides. Precisa ser realizada por um ginecologista treinado e tem apresentado melhora da dor e da função. Na minha prática clínica, quando o médico realiza esse procedimento, associo a exercícios de mobilidade da fáscia para um resultado mais eficaz e duradouro.

Toxina botulínica

O uso da toxina botulínica nas disfunções dolorosas da sexualidade feminina tem apontado alguns benefícios em mulheres com vaginismo, como também em estudos com vulvodínia. Na prática, durante o efeito da toxina, que reduz a atividade muscular temporariamente, é possível desenvolver condutas terapêuticas com a paciente e assim evoluir no manejo da musculatura. Já na dor pélvica crônica não há estudos que apoiem o uso da toxina e, como em todos os casos, deve ser avaliado individualmente.

Terapia sexual, atenção plena, meditação

A humanidade vem tentando experimentar a sexualidade pelo método de tentativa e erro, baseando-se em crenças, valores, dogmas e achismos, e a realidade existencial da nossa história é que, apesar de o sexo ser uma experiência sensorial, o que mais praticamos são estratégias que não favorecem essa experiência.

Terapias que nos conectam novamente com o nosso sistema sensorial de forma saudável são fundamentais no tratamento da dor resultante de atividade sexual.

Realizando um exame físico em uma paciente, sou capaz de identificar com razoável precisão o funcionamento das estruturas analisadas e delinear a origem dos seus sintomas, mas sou incapaz de mensurar com exatidão o quanto de sofrimento, mágoa, frustação e medo acompanham toda essa dor. A psicologia é a ciência que possui as ferramentas que ajudam na construção dessa ponte. Até porque todo sentimento é único e absoluto e, usando a terapia sexual, é possível pavimentar esse caminho.

Na terapia sexual, aplicam-se exercícios para desenvolver o autoconhecimento da mulher — e também do casal, quando há um relacionamento —, tendo em vista reduzir os sentimentos de aversão, repulsa, medo e falta de comunicação, além de melhorar a capacidade de sentir prazer.

Quando no dia a dia temos a consciência do próprio corpo? De que forma seu corpo está posicionado lendo este livro? Você tem consciência das suas sensações? Respiração? Dor? Nós, adultos com vida complexa e cheios de tarefas, estamos sempre desconectados das nossas sensações e emoções. A terapia de atenção plena ou *mindfulness* focaliza nossa atenção para a modificação dos nossos comportamentos e nos ajuda na busca por viver melhor.

O valor de experimentar algo que almejamos, como uma atividade sexual sem dor, gera conexão com o próprio corpo. As técnicas meditativas permitem esvaziar a mente do excesso de informações e ajudam a internalizar o valor de uma conexão com seu corpo, proporcionando mais contato consigo mesma e uma abertura cada vez maior.

Programa domiciliar — o caminho do sucesso

Uma das maiores barreiras no tratamento das disfunções dolorosas é a disciplina na adesão ao programa prescrito para se fazer em casa. E as desculpas são as mais variadas: falta de tempo, cansaço, "o cachorro comeu a prescrição" e por aí vai. Mas, quando a adesão chega, o sucesso vem junto. Vale lembrar que todas as propostas de autoconhecimento, manejo do sistema nervoso, autocontrole muscular e mudança de hábitos são úteis apenas se estiverem na rotina diária.

Na prática, não são necessários mais do que poucos minutos do seu dia para alguns exercícios, e cada pequeno passo é um grande avanço no seu tratamento.

Exercícios para autoconhecimento

Você é capaz de estabelecer uma verdadeira intimidade consigo mesma? A grande maioria de nós não. Acredito que o autoconhecimento corporal deveria ser disciplina escolar, não apenas no conhecimento do corpo humano na biologia, pois a ciência traz uma visão provisória e técnica das partes que o compõem. E como há uma infinitude de possibilidades para acessar e encontrar aquilo que buscamos como seres humanos, há a necessidade de sentir em vez de apenas nomear.

Vários livros contêm exercícios que sugerem que a mulher realize movimentos corporais e/ou contrações com os músculos do assoalho pélvico sem nortear o objetivo, que é sentir, conectar, explorar e desenvolver.

Por isso, a fisioterapia faz tanto sucesso no seu tratamento — já que o objetivo é desenvolver essas potencialidades —, e aqui vamos perseguir essa ideia de conexão nas práticas sugeridas.

Faça um rolinho com uma toalha de rosto e sente-se sobre ele, alinhe sua postura e perceba seus pés conectados ao solo, e a palma das mãos sobre as coxas. Procure sentir por alguns minutos sua respiração e sua posição corporal. Esteja presente nesse momento, busque sentir e perceba que, quando você inspira, seu pulmão expande sua caixa torácica, e, quando expira, ela recolhe. Leve sua atenção de respiração para o abdômen e, quando inspirar, expanda, e quando expirar, recolha. Permaneça assim por algumas incursões, o número de vezes que você consegue estar com seu próprio corpo é determinado por você mesma.

Agora leve sua atenção ao seu assoalho pélvico e perceba, quando inspirar, que ele também se expande e, quando exalar o ar, ele se recolhe. Eu faço a analogia de uma flor se abrindo na inspiração e se fechando na expiração.

Permaneça um breve tempo sentindo esse movimento e vá calmamente ampliando com a ajuda dos músculos pélvicos, inspirando (relaxando) e expirando (recolhendo) e sentindo eles se fecharem.

Leve sua mão ao abdômen e perceba se, quando você auxilia no fechamento muscular, ele também contrai, ou se isso ocorre com seus glúteos, ou músculos internos da coxa.

Fique um breve período sentindo, retire o rolinho de toalha de baixo de você e leve sua mão ao assoalho pélvico e lá sinta o movimento acompanhado da respiração.

É um crescente, você segue respirando desde o início, conduzindo os movimentos e respirando.

O próximo passo é fazer esse exercício sentada sobre uma pequena bola chamada *overball*, mas pode ser uma bola grande de pilates também. O objetivo será movimentar a pelve enquanto respira e sente o movimento muscular conduzido.

Na sequência, seguindo os mesmos passos lá do início, encoste seu dedo na entrada da vagina e sinta o movimento, respire e sinta, analise sua percepção no momento, crie uma conexão consigo mesma e progrida sentindo seu dedo no interior vaginal, percebendo a temperatura da pele, a umidade, o momento em que, com seu auxílio, durante a expiração, ela se fecha e "abraça" seu dedo, e o momento em que ela se "abre" durante a inspiração e seu dedo perde o contato com as paredes.

Nas paredes da vagina e em sua entrada, perceba se há sintomas de dor e toque com suavidade, deixando seu dedo repousar por alguns minutos, respirando. Tente "enxergar" com seus dedos todos os seus sintomas.

Como conduzir sua resposta dolorosa fazendo uso do que você leu até aqui

Este livro não abrange todas as abordagens terapêuticas para seus sintomas, mas traz uma boa noção da existência de várias possibilidades e, é claro, daquilo que chamo de autocuidado. Ao longo dos anos acompanhei mulheres que, por morarem distante de capitais que dispunham de técnicas e recursos de tratamento, realizavam ajustes e técnicas de autocuidado. O resultado? Muitas conquistaram melhora dos sintomas, e todas que efetivamente se empenharam em desenvolver o autoconhecimento da sua sexualidade relataram melhora exponencial em sua vida íntima.

No início do capítulo, afirmei a importância do meu trabalho em auxiliar na comunicação entre você e seu assoalho pélvico e reitero que não existe forma melhor de cuidar das disfunções sexuais dolorosas nas mulheres.

É natural que você se sinta insegura, mas peço também que se encante pela infinitude de possibilidades que existem para alcançar a autorrealização e a saúde sexual.

Defina objetivos primários e secundários para o desenvolvimento do tratamento. Habitualmente, eu oriento as seguintes etapas:

1. Ter a capacidade de se submeter a exames ginecológicos, como preventivo, ultrassom transvaginal e o que mais seu médico julgar necessário.

2. Desenvolver uma intimidade sexual sem dor, durante o coito e em todas as posições que queira experimentar.
3. Obter prazer na prática sexual; saber que não precisamos de um orifício que funcione apenas para o prazer do outro.

Fundamental é não insistir na dor, se está doendo é melhor sempre parar. Mesmo que você "aguente", não é um comportamento que vai lhe trazer benefício, vai apenas regredir.

Caminhe em direção ao seu prazer com calma, mas obstinadamente, não esmoreça. Lembre-se da sugestão de um diário e registre nele até aquilo que a desmotiva. Todas temos conflitos internos e lutas diárias. Seja consciente dos seus objetivos e propósitos.

Não procure produtos, procure você, não se "coisifique". Os investimentos dos seus recursos devem sem bem empregados; objetos na gaveta não promovem o tratamento. Se ainda assim quiser comprar, compre-os sob orientação.

Crie espaço e tempo para olhar com empatia o momento de cuidar de você, leia livros, artigos científicos e converse com profissionais de diferentes áreas.

Explore sua sexualidade para além dos genitais. Somos erógenos em toda nossa extensão corporal, e a pele é nosso maior órgão sensorial.

Estudos da Universidade Harvard indicam que temos centros de bem-estar em nosso cérebro, e esse sinalizador interno nos auxilia a fazer as escolhas certas para que possamos nos sentir bem. Por que, então, não conseguimos fazer a escolha certa para despertar outras áreas de bem-estar sexual? Por que somos tão indiferentes com nossa sensibilidade sexual? Pela falta de conexão conosco. Pela ausência de autoconhecimento (sim, eu insisto nisso).

Se não entramos em contato com nossos centros de bem-estar, ficamos sempre almejando algo que não alcançamos. O nosso *querer* nos curar precisa estar conectado com o nosso *fazer* e alinhado com nosso *sentir*; e isso tornará possível o desenvolvimento do prazer advindo da experiência sexual.

Qual é a ideia desse processo? É o ponto de partida, é o gatilho para termos clareza do que buscamos e caminharmos juntas a fim de desfrutar do melhor que nosso corpo pode nos oferecer: o regozijo máximo e genuíno da atividade sexual. Meu conselho é para que você tenha coragem e siga explorando os conceitos expostos nos próximos capítulos sobre o prazer sexual feminino.

Capítulo 5
DESNUDANDO O PRAZER FEMININO

•••••••••

"Professora, por que as meninas não conseguem ter orgasmo?"
Aluno anônimo (2018).

UMA DAS MINHAS EXPERIÊNCIAS PROFISSIONAIS MAIS enriquecedoras foi lecionar. Na disciplina de Saúde da Mulher do curso de graduação em fisioterapia, tínhamos a oportunidade de escrever em um pedaço de papel, de forma anônima, perguntas sobre o tema abordado em cada aula. A aula sobre a resposta sexual feminina levantou essa dúvida importante acerca das queixas das meninas com relação à obtenção do prazer sexual.

O questionamento deixou a sala em um silêncio digno de um dia de prova, e ninguém ousou arriscar uma resposta. Essa não é uma dúvida só dos alunos. Muitas pessoas têm dificuldade de entender como ocorre o fenômeno do prazer sexual feminino. Isso porque há muita fantasia e diversos mitos a esse respeito.

A primeira investigação médica sobre o orgasmo feminino aconteceu apenas em 1957, e até hoje estamos aprendendo muito sobre como o corpo da mulher se comporta com os estímulos de prazer sexual.

Os mecanismos que envolvem todo o ciclo da resposta sexual feminina, desde o desejo, a excitação até o orgasmo, são complexos, especialmente quando comparamos ao que se supõe da sexualidade masculina, considerada ausente de emoções e sentimentos.

Mas, na verdade, a atividade sexual é um imenso desafio para muitas pessoas. Não pense que é algo fácil para todo mundo, só porque algumas pessoas não sentem dor. Nós somos uma espécie diferente de todos os outros animais, cuja prática sexual não envolve vergonha ou sentimentos mais complexos.

Hoje, as pesquisas já demonstram que as mulheres não seguem a mesma sequência de **desejo**, **excitação**, **platô**, **orgasmo** e **resolução** observada na maioria dos homens. Às vezes, as etapas de desejo e excitação ficam um pouco embaralhadas.

O desejo é a vontade de ter uma atividade sexual e pode ser espontâneo, guiado pelo instinto ou por fantasias; ou reativo, que ocorre quando estimulado. Esse último é uma resposta comum em muitas mulheres e até em alguns homens.

O desejo hipoativo, a falta de vontade de fazer sexo, é uma disfunção sexual bastante recorrente nas mulheres e pode ser ocasionada por diferentes causas ou um somatório delas. Uma dessas causas é o desconhecimento de que o desejo sexual feminino muitas vezes se dá em resposta a um estímulo erógeno, podendo não ocorrer subitamente como uma vontade de experimentar algo.

Contudo, não é cientificamente preciso dizer que as mulheres são inferiores aos homens no tocante ao sexo. Elas apenas apresentam padrões mais variados. Essa variabilidade tende a se moldar com o tempo, por meio do desenvolvimento sexual. Os estudos sobre as variações de desejo sexual em cada gênero, por exemplo, nos mostram isso. Antigamente, os estudos investigavam quantas vezes homens e mulheres se sentiam excitados em determinado período. Esse número tendia a ser maior no gênero masculino, o que levava a crer que os homens tivessem mais desejo que as mulheres. Mas isso pode ser diferente dependendo de como esse desejo é medido dentro de um relacionamento.

Além disso, somos sexualmente diferentes a cada fase da vida. Podemos ter um desejo espontâneo em determinada fase e, inclusive, experimentar mais ou menos prazer, e com o tempo isso mudar. Isso pode ser observado até mesmo durante as diferentes fases do nosso ciclo menstrual, o que é absolutamente comum.

Por muito tempo, os pesquisadores achavam que eram apenas os hormônios que davam as cartas quando se tratava da nossa resposta sexual. Por isso, muitos médicos os prescrevem como forma de tratamento. A testosterona, hormônio predominante para o desejo masculino, muitas vezes é prescrita como forma de tratamento de desejo sexual hipoativo. E a terapia de reposição de estrogênio vem sendo usada como uma alternativa para a melhora da vascularização genital, para gerar efeitos secundários no estímulo ao desejo sexual e também para a excitação genital em mulheres na perimenopausa e na menopausa.

As terapias hormonais apresentam contraindicações para algumas mulheres, e seus resultados também são questionados em vários estudos por, muitas vezes, se aterem apenas a uma parte do problema.

Outros fármacos também são prescritos como forma terapêutica: a flibanserina, por exemplo, atua sobre estruturas de motivação e recompensa no cérebro, visando a um equilíbrio de neurotransmissores para melhorar a resposta sexual.

Condições que favorecem a alteração da resposta sexual

Problemas de saúde	Diabetes, hipertensão, neuropatias, dor pélvica, depressão, ansiedade, disfunções da tireoide.
Uso de medicamentos	Ansiolíticos, benzodiazepínicos, antidepressivos, inibidores da recaptação de serotonina, betabloqueadores, anti-hipertensivos, anticoncepcionais.
Questões hormonais	Hipoandrogenismo, hipoestrogenismo, hipotireidismo, hiperprolactinemia.
Fatores socioambientais e culturais	Repressão, valores, tabus, abusos, violências, traições, desconhecimento corporal e sexual.

A excitação sexual é uma resposta física subsequente ao desejo, quando a vasocongestão das paredes vaginais pode (veja bem, pode) levar à lubrificação genital, e à medida que a vasocongestão genital aumenta, pode levar à formação da plataforma orgásmica.

Esse processo de vasocongestão e intumescência leva à ereção do clitóris nas mulheres e do pênis nos homens. Um estudo de anatomistas sugere que esse processo é diferente nos respectivos gêneros: nos homens, o sangue fica aprisionado no pênis, e nas mulheres, ele pode escoar com mais facilidade no clitóris, e essa talvez seja a causa das mulheres algumas vezes não alcançarem o orgasmo, mas, por outro lado, também lhes favorece obter orgasmos múltiplos.

Com os estímulos, o fluxo de sangue na região genital aumenta, podendo haver um transudato que lubrifica a vagina, como se fosse um tipo de transpiração. Entretanto, esse fenômeno às vezes não acontece dessa forma, pois a lubrificação pode ocorrer até em momentos nos quais não haja estímulos sexuais, apenas sinais que gerem expectativa para o corpo da mulher, ou pode não acontecer mesmo em estímulos sexuais prazerosos. A mulher não tem controle sobre essa resposta corporal.

A lubrificação genital, inclusive, não é considerada como resposta consensual para um ato sexual. A frase "você diz 'não', mas seu corpo diz 'sim'" já foi desacreditada por vários tribunais em casos de abuso e violência sexual.

A ausência de intumescência genital pode dificultar o prazer sexual feminino, devido à falta de vasocongestão dos bulbos clitorianos, e, por isso, os hormônios que têm essa função às vezes são prescritos para melhorar o fluxo sanguíneo genital, principalmente em mulheres na menopausa. O sildenafill, o popular comprimido azul masculino, tem ação vasculogênica, e seu efeito nas mulheres ainda parece pouco significativo. Os estudos sugerem que as terapias comportamentais surtem efeitos mais eficazes.

Dispositivos como o Eros-CTD, aprovado pela agência reguladora norte-americana (FDA), parecem apresentar alguma eficácia no aumento do fluxo de sangue para a região do clitóris. Ele funciona como uma bomba de vácuo, gerando uma pressão negativa na região clitoriana, que faz aumentar o fluxo sanguíneo genital. Atualmente, existem bombas similares no mercado para quem está disposta a tentar.

Voltando à pergunta do início do capítulo, milhares de mulheres acham que é impossível ter prazer sexual e supõem que o orgasmo seja um sonho inalcançável. Acompanho alguns grupos com queixas de dor na relação sexual; e mesmo na ausência de dor, muitas relatam não sentir prazer no sexo.

A ausência de orgasmo é descrita como anorgasmia, podendo ser de origem primária, quando a mulher relata nunca ter sentido, ou secundária, quando essa sensação não acontece mais durante a prática sexual. É indispensável averiguar, em um primeiro momento, se o impedimento para o orgasmo está em doenças neurológicas, vasculares, reumatológicas, hormonais e até no uso de certos medicamentos.

Afastadas essas causas, durante o tratamento deve-se primeiramente explicar de forma realista o que é essa resposta sexual. É comum encontrarmos pessoas que desconhecem completamente essa percepção, muitas até que acabam por acreditar que o orgasmo é um evento cinematográfico.

Explico a percepção corporal no orgasmo para as minhas pacientes e alunos(as) da seguinte forma: as sensações de prazer vão se intensificando, até um ponto em que a mulher provavelmente vai se sentir satisfeita, e sem nenhum controle sobre essas sensações. O local fica extremante sensível, e é possível perceber essa área pulsando e cheia de sangue, culminando com um relaxamento corporal completo. Os franceses descrevem essa perda de controle momentânea de forma bem mais resumida e interessante: "*La petite mort*", a pequena morte.

Outro erro comum é comparar o orgasmo feminino com a ejaculação masculina, o que acaba por confundir a resposta sexual feminina de prazer. O momento da ejaculação masculina é, sim, prazeroso aos homens, mas nem sempre culmina com o orgasmo, e é um fenômeno com fins reprodutivos, e não com o objetivo de prazer de forma primária. De fato, quando a sexualidade do outro está mais de acordo com a narrativa sobre como o prazer "deve" ser, ficamos mais inclinadas a acreditar que temos algum defeito.

Isso ocorre porque muito do que sabemos sobre sexo vem da formação familiar, além de cultura, TV, cinema, religião, arte, mídia, boatos etc., o que nos dificulta enxergar com clareza como funciona nossa sexualidade. É praticamente imposta uma falsa ideia de que se amamos alguém devemos instintivamente nutrir desejo sexual por essa pessoa e consequentemente ter prazer com ela.

Quando refletimos sobre sexo, quais as mensagens sexualmente positivas que recebemos ao longo da nossa existência? Há uma onda enorme de referências nas quais sexo pode ser algo sujo, perigoso, errado, e, por outro lado, pode ser um passe para o paraíso quando você está fazendo a *coisa certa*. Uma supressão sexual ao longo de uma vida inteira pode determinar nosso comportamento perante nossa sexualidade.

Agora imagine se, nesse cenário, há uma ou mais experiências dolorosas na memória. Qual é a resposta esperada para iniciar um evento sexual e permitir que o desejo ganhe espaço e se desenvolva por todo seu corpo, por meio da excitação? Todas as experiências moldam nossas convicções, e ouço inúmeras mulheres que realizaram tratamento para a dor na relação sexual afirmarem o quanto é difícil modificar essa memória.

O desejo sexual, a excitação e os orgasmos são experiências quase universais, mas como e quando acontecem depende da sensibilidade individual, para homens e mulheres. Desde a infância, desenvolvemos aprendizados de como nos sentir em relação ao nosso próprio corpo e sexualidade, e a sociedade possui inúmeras instituições preocupadas em moldar nosso bem-estar sexual. Tudo corrobora para formar nossa sexualidade, se fomos acolhidas, abraçadas, rejeitadas, criticadas, julgadas, embaladas, se aprendemos a não fazer contato visual, a nos abrir ou nos fechar, são condições que direcionam como recebemos e conduzimos os estímulos externos ao nosso prazer.

Uma visão menos medicalizada

Seguramente, a experiência sexual é muito mais que vasocongestão, ereções, hormônios e até o orgasmo. Há demandas emocionais, comportamentais, sociais, reprodutivas, psicológicas e construções espirituais e familiares; causas polêmicas e que comprometem nossa resposta de prazer.

A ciência da satisfação sexual feminina é algo recente, há ainda muito por desvendar e desconstruir. O "Modelo de controle duplo da resposta sexual", desenvolvido pelo ex-diretor do Instituto Kinsey, reflete a ideia de que a resposta sexual humana é resultado de um equilíbrio entre os processos **excitatórios** e **inibitórios** e vem sendo até utilizada para estudos que buscam explicar infidelidade, agressão e compulsão sexual.

A resposta sexual varia, sendo, na verdade, o tempo todo influenciada por um mecanismo de controle duplo que ora nos estimula, ora nos restringe.

As mensagens do meio, o cansaço, o estresse, a privação de sono são visivelmente mecanismos inibitórios para a responsividade sexual. Já autoestima elevada, atividades de lazer, férias e momentos relaxantes apresentam considerável estímulo ao prazer sexual.

Atualmente, muito se fala em sexo, muitas pessoas consomem conteúdos relacionados a pornografia e aplicativos facilitam a troca de fotos e mensagens sexuais, mas parece que essa "facilidade" não tem estimulado todas as pessoas a sentirem desejo e desenvolverem uma responsividade sexual. Outro aspecto dessa questão é que alguns indivíduos se sentem excluídos pelas idealizações de padrões elevados e falsos, que dificultam o fluxo da libido. O que para uns pode ser um mecanismo excitatório, para outros pode ter efeito inibitório.

Sem dor, explorando o prazer

"Você só pode me dar alta depois que eu tiver um orgasmo."

A trajetória sexual de uma mulher que sentiu dor na sua intimidade é marcada por sentimentos de ansiedade, medo e frustações. Os estudos mostram níveis mais baixos de estimulação mental e interesse sexual em mulheres com dispareunia.

Mirando apenas a penetração no ato sexual, mulheres com histórico de vaginismo apresentam maiores adversidades, segundo pesquisas, com sentimentos mais persistentes de ameaça e nojo em relação ao sexo, mas até uma autoimagem genital negativa é uma associação geradora de dor e restritiva ao prazer.

A frase da minha paciente citada acima veio após um período de tratamento da vulvodínia em uma evolução muito positiva, quando já elaborava as condutas de alta do tratamento no consultório, só ajustando os cuidados domiciliares.

Na minha experiência, tenho ouvido queixas de como essa questão é outro desafio a ser vencido, outro leão a ser enfrentado para muitas mulheres. Se uma construção sexual positiva por si só já é desafiadora, uma desconstrução com reconstrução é ainda mais.

Criar, conservar e alimentar um contexto sexual positivo é a trajetória que venho buscando desenvolver com minhas pacientes, além de também ser sugerida por outros profissionais e pesquisadores.

Você provavelmente está pensando que não deve ser tão simples e se questionando se precisa se desconectar daquilo que a restringe sexualmente e se permitir aproveitar os estímulos que a motivam. Exato! Estou dizendo para você jogar fora décadas de informações equivocadas, julgamentos, padrões, pensamentos errados e, ainda por cima, editados em seu cérebro sobre a intimidade sexual. Claro que não é fácil. Mas a psicoterapia, a terapia sexual e outras terapias comportamentais auxiliam nessa desconstrução.

Por outro lado, é fundamental se conectar com seu corpo. Coisas simples permitem essa conexão, como um banho quente, um tecido macio sobre a pele, um abraço, um beijo, a sensação do calor do sol na pele, um toque agradável. Aprenda a agregar esses sentimentos de prazer, permitindo um caminho para experimentar suas sensações corporais e desenvolver sua sensibilidade.

Esse caminho pode e deve ser sempre diferente. Em cada pessoa será de um jeito. Não existe fórmula mágica ou remédio milagroso para o desenvolvimento sexual. Porém, o alcance dessas sensações pode te levar a horizontes muito maiores.

Romper padrões e desconstruir mitos que foram plantados ao longo da nossa existência para reeducar nossa resposta sexual é, sim, possível. Com a ajuda da ciência, hoje já sabemos que a sexualidade é uma construção do indivíduo, não uma determinação de nascença. As opções e escolhas sexuais são frutos da descoberta pessoal sobre a própria sexualidade, de como cada um reage às informações que recebe e como lida com elas.

De acordo o historiador Thomas Laqueur, "o sexo, tal como o conhecemos, foi inventado", e para gozarmos (literalmente) da capacidade que nosso corpo nos permite, convoco você a verificar, no próximo capítulo, as diferentes narrativas e as perspectivas reais acerca da nossa sexualidade.

Capítulo 6
DESCONSTRUINDO MITOS ANTES DA RECOMPENSA

•••••••

"Às vezes, quando tenho um orgasmo acho que faço xixi e fico morta de vergonha!"

"Não sinto nada, absolutamente nada com o pênis do meu marido, e por isso ele acha que não gosto de sexo com ele. Aí às vezes eu finjo que é bom, mas isso me deixa infeliz."

"Minha vagina depois do parto ficou diferente, quase não sinto mais a penetração, acho que estou larga."

"Não consigo me masturbar, é constrangedor e não é bom. Não entendo como as pessoas falam que é."

> *"Sou viciada em pornografia, assisto sempre, minha terapeuta já falou que não é saudável, mas é só assim que consigo ficar excitada e ter prazer."*

ESSAS FORAM MENSAGENS RECEBIDAS NAS REDES sociais que administro com a proposta de encorajar a conquista do bem-estar sexual feminino.

Estamos em uma sociedade em que a mulher não foi criada para assumir posições de liderança e independência, e isso se reflete na esfera sexual. Ao longo dos anos, ouvi diversos relatos acerca de conceitos mal explicados, que acabam gerando insegurança. Sexualidade é o primeiro capítulo da nossa história, é sobre quem somos, o que buscamos, e, se não temos uma identidade sexual pautada na realidade, temos dificuldades em articular o que queremos e estabelecer limites.

Acho que chegamos à parte mais polêmica do assunto — e uma das partes de que mais gosto —, dado que reconhecemos que a sexualidade feminina é cercada de falácias e mitos. O objetivo deste livro, desde o início, é divulgar certezas sobre a sexualidade feminina com base científica, e não hipóteses ou convicções pessoais.

Lubrificação = Excitação?

Sexo sempre foi algo pouco debatido e explicado em nossa sociedade e, talvez por isso, algumas respostas fisiológicas tenham sido atribuídas como sinais de comunicação sexual. Dentre elas, por exemplo, podemos citar a ereção peniana, que é um fenômeno associado à excitação, mas que nem sempre ocorre quando o homem está excitado e pode ocorrer até em um momento em que não haja interesse sexual.

O mesmo acontece com a lubrificação genital, que é um fenômeno vasculogênico de aumento de fluxo de sangue na região. A ausência de lubrificação pode ocorrer por alterações hormonais, como a falta de estrogênio, e no período pós-parto, mas também até mesmo quando tudo está bem.

Nos últimos trinta anos, as pesquisas demonstram que o fluxo sanguíneo genital pode aumentar em resposta a estímulos relacionados a sexo, mesmo que esses estímulos não estejam relacionados com a experiência específica de desejo ou excitação. Isso significa que podemos ter uma resposta fisiológica de lubrificação genital com uma notícia de violência sexual na TV, pela qual sentimos aversão e terror, e certamente não estamos excitadas.

Em resumo, os estudos mostram que a excitação sexual nas mulheres envolve a excitação genital e a excitação subjetiva. A primeira é uma resposta de vasocongestão a estímulos sexuais, e a segunda está relacionada ao envolvimento mental com o evento sexual. E elas podem não acontecer de forma sincronizada.

A relação entre resposta genital e experiência subjetiva está entre 10% e 50%, o que é uma margem imensa. Por isso, mulheres podem apresentar lubrificação genital quando sentem expectativa por algo relacionado a sexo, e não estarem interessadas em fazer sexo. E também podem estar com vontade de praticar o ato sexual e não apresentar lubrificação genital. Nesses casos, o uso de lubrificantes é uma excelente opção. Esses "sinais" de comunicação sexual, como lubrificação e ereção, não correspondem à realidade da vontade individual, e seria mais fácil se verbalizássemos nossas vontades.

Orgasmo vaginal existe?

Uma expectativa de muitas mulheres que sentem dor na relação sexual é que, quando não houver mais nenhum resquício dessa dor, ela vai ter um prazer indescritível com a penetração. Aí, para sua triste surpresa, ela percebe que não é tão simples assim e que ela pode estar inserida no grupo de mais de 70% de mulheres que não têm orgasmos com o pênis dentro da vagina, ou sequer acham prazeroso o coito.

A ausência de orgasmo pela penetração em mulheres tem influenciado um mercado altamente rentável para alguns especialistas sexuais, e, de forma midiática, tem mostrado a disfunção masculina de ejaculação precoce como uma vilã na questão da ausência de prazer sexual na mulher, o que não é necessariamente verdadeiro.

Alguns pesquisadores utilizam o termo "orgasmo obtido pela vagina" ou "orgasmo vaginal" quando há a culminância de orgasmo com a realização do coito, sem a manipulação do clitóris. Mas não há consenso científico de que a vagina seja capaz de gerar essa sensibilidade. O que se sugere em relação aos quase 30% restantes desse somatório é uma variação anatômica que favorece essa sensibilidade. Então seriam essas mulheres sortudas? Um dado importante sobre essa "anatomia da sorte" é que mulheres que nasceram sem vagina (agenesia vaginal) e tiveram a implantação de uma vagina artificial podem apresentar as mesmas condições sensoriais de prazer para obtenção do orgasmo.

E, como falamos desde o início, a ciência do prazer sexual feminino ainda é bastante recente, e o que sabemos atualmente é que o orgasmo vaginal que algumas mulheres relatam é proveniente dos órgãos eréteis que circundam a vagina, mas não especificamente de um canal. Isso porque, durante a penetração, o pênis não consegue entrar em contato direto com o clitóris ou o plexo venoso, que deflagram a resposta de orgasmo, mas todo o **contexto** sexualmente positivo, associado à percepção corporal pode, sim, desempenhar um papel no gatilho do orgasmo vaginal.

Um estudo com mais de quatro mil mulheres em diferentes fases da vida (com idades entre 18 e 93 anos) testou e revelou possibilidades de posições e movimentos, brinquedos eróticos e estímulo clitoriano para deixar a penetração mais prazerosa, visto que a grande maioria das mulheres relata a ausência de prazer com o coito.

Desse modo, não importa a fonte de estimulação (sexo com as mãos, oral, com vibradores, sucção dos dedos, estimulação mamária ou qualquer coisa imaginável), são todos orgasmos válidos. Anatômica e fisiologicamente são uma descarga de tensão sexual, e a adoção do termo **orgasmo feminino** é mais adequada do que a referência ao local de sua proveniência (vaginal ou clitoriano).

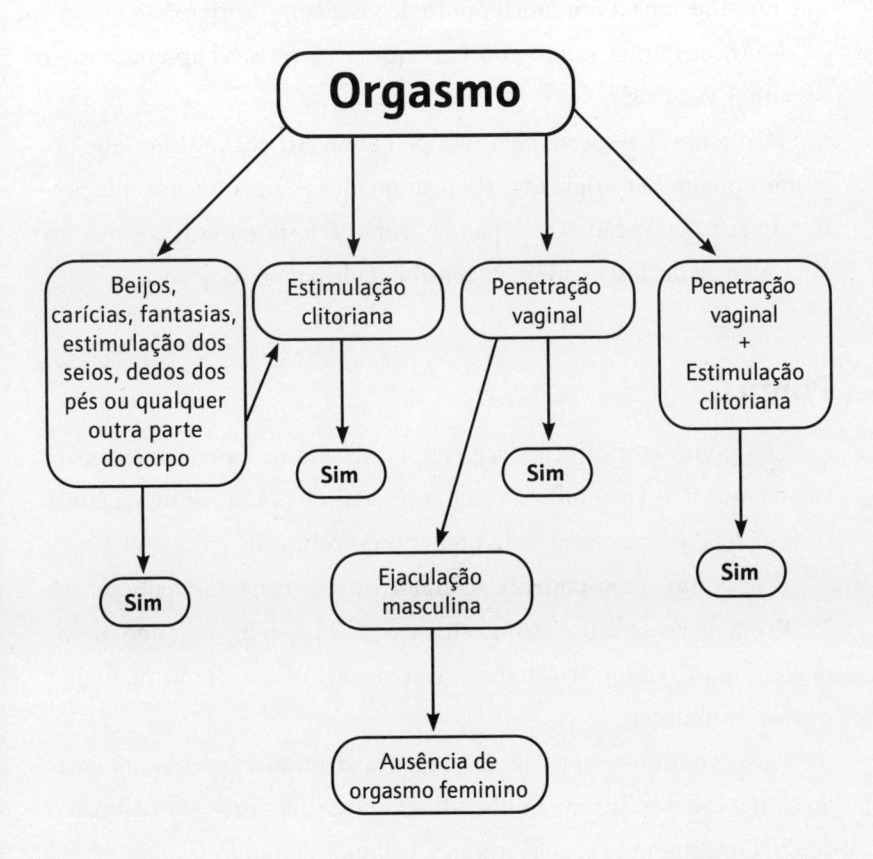

```
                        Orgasmo
    ┌──────────┬──────────────┬──────────────┬──────────────┐
 Beijos,     Estimulação   Penetração    Penetração
 carícias,   clitoriana    vaginal       vaginal
 fantasias,                              +
 estimulação                             Estimulação
 dos seios,                              clitoriana
 dedos dos
 pés ou
 qualquer
 outra parte
 do corpo
    │            │             │              │
   Sim          Sim            │             Sim
                          Ejaculação
                          masculina
                               │
                          Ausência de
                          orgasmo feminino
```

Orgasmo é orgasmo, e sua procedência definitivamente não é o mais importante. Segundo várias pesquisas, essas considerações sobre a fonte do orgasmo só abrem lacunas de insegurança sobre a sexualidade feminina.

Você deve estar pensando que os orgasmos diferem entre si, quanto à intensidade e ao nível de tensão liberada, mas também deve concordar que, ainda que tenham origem na mesma região, podem variar, porque é o contexto que realmente dita as regras. E, se você faz parte da imensa maioria das mulheres que nunca ou raramente tem um orgasmo com o coito, saiba que a única certeza que temos é que o coito não é a forma mais eficaz de se proporcionar um orgasmo. E por que aprendemos que esse é o "padrão" de uma relação sexual? A resposta está no patriarcado, que nos direciona a um único ponto de vista como correto.

Outra pergunta muito comum aqui é: "É possível aprender a ter orgasmos vaginais?"

Não tenho a resposta para essa pergunta. Artigos indicam que orgasmos podem ser originados do pensamento e em contextos que permitam sua percepção a se expandir, então a resposta está em quanto você é capaz de desenvolver sua sensibilidade para esse alcance.

Ponto G

Um ponto eroticamente sensível, localizado na parede anterior da vagina, que deixa as mulheres enlouquecidas de prazer, alimenta ainda mais a ideia da importância do orgasmo no coito.

Esse ponto, supostamente atribuído ao Dr. Ernst Gräfenberg, em 1950, era na verdade um estudo chamado "O papel da uretra no orgasmo feminino", em que ele descreve uma área erótica na frente da vagina e próxima a uretra.

Outros estudos não localizam essa área anatômica, apenas um estudo com o cadáver de uma mulher de 83 anos, cuja história sexual não é descrita, mostra uma área anatômica atribuída ao ponto G.

Seria incrivelmente prático termos um botão liga-desliga dentro de nossa vagina. Apesar de ser incrível, assim como todo o nosso complexo corporal, não há evidência desse ponto.

É importante ressaltar que no estudo de Gräfenberg a proximidade uretral e os bulbos do clitóris localizados na parede anterior da vagina são áreas mais sensíveis ao toque, mas, novamente, o contexto é fundamental para essa percepção. Nenhuma mulher tem um orgasmo com o toque em um exame ginecológico, caso, porventura, o médico esbarre no seu "ponto mágico". Mais uma vez, a falsa ideia de se alcançar o orgasmo por meio da penetração com a localização de um ponto imaginário causa frustação e a sensação de que podemos ter algum "defeito". E, se essas são suas mais inquietantes dúvidas, posso garantir que está tudo certo com sua vagina.

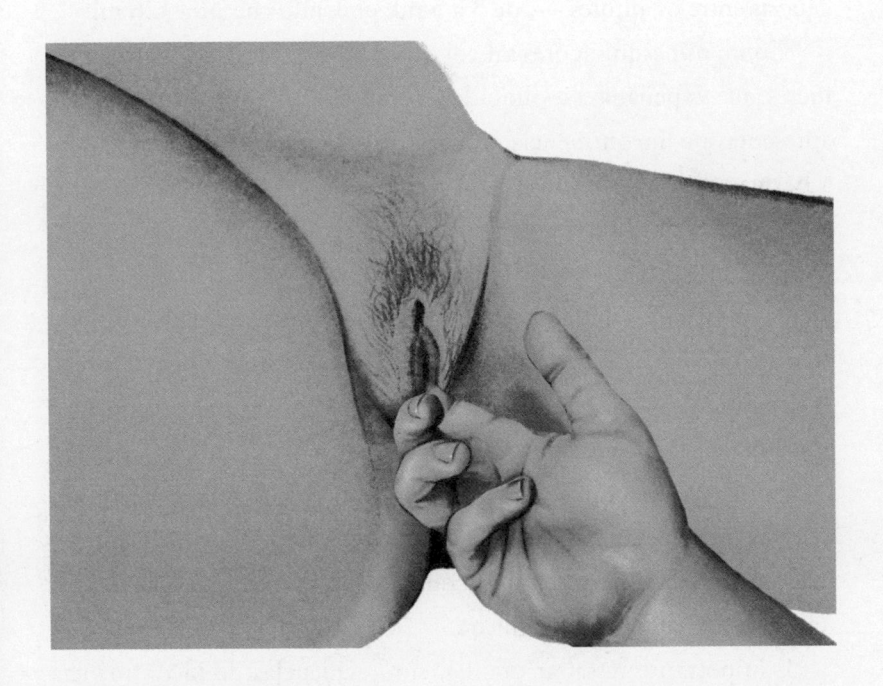

Ejaculação feminina ou xixi?

A ejaculação feminina vem sendo erroneamente denominada *squirt*, mas são fenômenos diferentes, e ambos polêmicos.

Há pelo menos dois mil anos, esses fenômenos são mencionados. E os estudos mais recentes já nos explicam a diferença entre os dois eventos.

A ejaculação feminina ou emissão é um líquido proveniente das glândulas de Skene, localizadas ao lado da uretra, área também descrita como próstata feminina. Esse líquido contém traços de um antígeno prostático, como o da próstata masculina. Essa emissão não ocorre como um gêiser em erupção, como se pode encontrar em alguns vídeos na internet. No entanto, expele um volume de líquido capaz de deixar seu lençol molhado, podendo chegar a 1 ou 2 ml.

Já o esguicho, um fenômeno diferente, é resultado de um filtrado diluído da bexiga e apresenta um volume maior — embora haja divergências entre os autores —, de 3 a 5 ml, podendo chegar a 126 ml.

Como os pesquisadores sabem essa diferença? Eles separaram mulheres que expeliam esses líquidos durante o orgasmo, mas que não apresentavam incontinência urinária, e solicitaram que esvaziassem a bexiga antes da estimulação. A quantidade de líquido presente na bexiga foi medida antes e depois com um aparelho de ultrassom, e os pesquisadores coletaram o líquido esguichado. A bexiga dessas mulheres se encheu rapidamente durante a estimulação, e esse filtrado eliminado como esguicho apresentava cor clara e resíduos de ureia. Já nas mulheres que apresentam ejaculação com volumes menores, a amostra de líquido apresentava vestígios de PSA, um antígeno presente na próstata masculina.

Fica nítido, então, que há um líquido que pode ser expelido durante o orgasmo feminino, em pouca quantidade, como ejaculação, ou em um volume maior, como esguicho.

É importante ressaltar que há, sim, evidências de incontinência coital, quando a mulher realmente perde urina durante o sexo. Mas, nesses casos, há percepção e odor característico, e pode ocorrer até mesmo sem o orgasmo. E, geralmente, a mulher é incontinente também em outras ocasiões.

O tamanho da vagina — uma preocupação a mais

O que é desejável? Uma vagina apertada ou larga? Qual o ideal? Por mais ridícula que essa dúvida possa parecer, o tamanho da vagina é uma preocupação qualitativa, principalmente para as mulheres no período pós-parto e na menopausa.

Clinicamente, a vagina perde tônus com o passar dos anos, ou também pode ter alteração da sua conformação após o parto vaginal. Com relação a esse último, há a progressão de melhora em um período subsequente ao parto, que pode levar até um ano. Já a ausência de estrógeno na menopausa, ou a sua depleção na perimenopausa, podem ser minimizadas com a reposição adequada se for a escolha de paciente e médico.

No apogeu do patriarcado era, ou ainda é, dependendo da região do país, realizado pelo médico um ponto cirúrgico logo após o parto, conhecido como "ponto do marido", para deixar a vagina mais apertada após o parto vaginal. Esse ponto muitas vezes causa dor no retorno às atividades sexuais e não melhora o tônus.

Definitivamente, a vagina não é o epicentro do prazer feminino, mas a perda de tônus pode causar algum desconforto para a mulher e seu parceiro. Mas, para ele, vale lembrar, a glande ou cabeça do pênis é a área mais sensível à estimulação, e talvez essa percepção de alargamento não se faça presente em uma penetração menos profunda.

Fato é que, para a mulher, o prazer pode ser reduzido pela dificuldade da formação do plexo venoso, que se faz durante a plataforma orgástica, e os exercícios perineais são a terapia de resposta mais segura, eficaz e econômica para a manutenção do tônus muscular e do fluxo sanguíneo genital.

Masturbação e culpa

Muito embora a masturbação seja uma forma comum de expressão da sexualidade para a busca do prazer, ela permanece ainda classificada como algo errado ou condenável para muitas mulheres.

Se ainda acreditássemos que a atividade sexual possui apenas fins reprodutivos, a autoestimulação realmente seria algo reprovável e justificaria o sentimento de vergonha, egoísmo e inadequação que acompanha a autoexploração sexual, que busca simplesmente o prazer.

A masturbação é uma forma de capacitar a mulher ao autodomínio corporal e promover o bem-estar sexual. Um estudo com 765 mulheres de variadas idades aferiu que a masturbação permitiu que elas se sentissem sexualmente fortalecidas, em vez de sentirem vergonha ou egoísmo.

Inúmeras mulheres que atendi em meu consultório se queixavam da dificuldade de explorar o próprio corpo, esperando que a outra pessoa fosse capaz de lhe proporcionar uma sensação que elas mesmas desconhecem.

Enfatizo rotineiramente que conhecer o próprio corpo é crucial para saber qual é o tipo de toque adequado, a pressão e a intensidade, em qual contexto e também para o consentimento.

A masturbação é uma forma de ser a especialista do próprio corpo e, diante disso, redefinir os termos de satisfação e prazer. No final deste livro, você vai encontrar algumas sugestões para essa jornada.

Pornografia — realidade ou ficção?

A pornografia marca uma era performática na qual a sexualidade e o prazer feminino parecem não ter espaço. Segundo dados de uma pesquisa, nos cinquenta vídeos mais assistidos no site erótico *Porn Hub*, apenas 18% das mulheres são mostradas tendo um orgasmo, contra 78% dos homens. E, nesses míseros 18% em que o orgasmo feminino era representado, não havia estímulo clitoriano. Dessa forma, a falsa crença do orgasmo advindo da penetração é reforçada.

Vivemos em uma cultura obcecada por sexo e atualmente nossa construção sexual é pautada pela pornografia. Com isso, inúmeras mulheres sentem que o genital delas é inadequado quando comparado às áreas genitais editadas nos vídeos pornôs. Por isso, o número de cirurgias e procedimentos de estética íntima vêm crescendo absurdamente, tornando-se um negócio altamente lucrativo.

Tudo na pornografia induz a mulher a parecer eternamente sexy e não estimula cenários para ela aprender a estabelecer limites e explorar as opções reais de prazer.

Sexo oral é preliminar?

"Tem sido muito cansativo só fazer as preliminares."

Entoando o mantra de que, se não é para reprodução, o sexo não precisa necessariamente de penetração, quando ouço frases assim, respiro fundo para tentar explicar o que o próprio nome explica: é sexo, não preliminar.

Alguns parceiros desmerecem o sexo cunilíngua, usando-o apenas como uma "entrada" antes do "prato principal" e mantendo essa expectativa de que algo está em falta na relação. Para mulheres que apresentam alguma condição dolorosa na penetração, essa alternativa sexual pode, sim, fortalecer a intimidade, até que a dor esteja totalmente ausente.

Sexo tem a ver com nossos sentidos, desaceleração, conexão e presente; sexo é nossa saúde e nosso bem-estar; tem menos a ver com o final e mais a ver com o caminho e vivenciar a experiência de forma única.

Caminhando para o êxtase

A essa altura, já é possível notar como é difícil adquirir verbas para estudar o prazer feminino, e muito provavelmente ainda há um longo caminho a percorrer para a compreensão dos fenômenos acerca do nosso prazer.

Vários fatores confundem o desenvolvimento sexual feminino e corroboram para o **orgasmo feminino** continuar sendo um dos nossos maiores desafios.

Mas grandes desafios permitem grandes conquistas.

Capítulo 7
ORGASMO FEMININO: QUANDO PROCURAR ATRAPALHA A ENCONTRAR

•••••••

NO CASO DO ORGASMO, É EXATAMENTE assim: quanto mais você procura, mais ele "foge" de você. Até porque estamos falando de uma sensação breve, que dura entre cinco e dez segundos. E, ao mesmo tempo que não devemos "caçá-lo" insistentemente, não podemos nos distrair quando ele está a caminho.

Cerca de 10% das mulheres declaram nunca terem sentido um orgasmo, e essa é a segunda causa mais relatada quando buscam ajuda especializada. A primeira é a ausência de desejo. E olhe que não estou falando das mulheres que sentem dor na intimidade sexual, algo que sabemos ser um fator limitante, já que estamos falando do oposto.

Mas a proposta deste livro era trazer você até aqui, e não importa em que momento você esteja na sua jornada sexual — se ainda está procurando a solução completa para seus sintomas ou se já está seguindo livre deles —, essa parte é para você começar a se conectar com o que é mais natural e descontrolado no ser humano: o prazer sexual.

E ousadamente aqui estamos, lidando com um problema que se apresenta sem regras ou estrutura para cada uma de nós. Por isso, já adianto que teremos processos contínuos de tentativa e erro para alcançar o objetivo.

Não, não existe uma resposta única, ou mesmo uma receita ou pílula mágica que vai nos fazer ver estrelas e soltar gemidos e suspiros; por enquanto, só na ficção isso é possível. No filme *Barbarella* (1968), as pessoas tomam comprimidos de transferência de exaltação para sentirem orgasmos sem o trabalho de ter uma relação sexual. Mas como felizmente não vivemos essa triste e fria perspectiva, vamos seguir em direção a algo autêntico: o seu prazer.

De que estamos falando?

Honestamente, nem os cientistas possuem um consenso sobre o que é o orgasmo. Estamos falando de uma percepção que envolve aspectos biológicos e psicológicos, e pode ser pouco elucidativo delimitá-lo a apenas um fenômeno de prazer intenso, com aspectos musculares, vasculares, emocionais, a sensação de resolução e uma breve inconsciência.

Além disso, uma mulher pode ter uma resposta mais intensa, e outra, mais sutil; há mulheres que experimentam ausência de sinais musculares, como aquelas com lesão medular completa, mas que, ainda assim, são capazes de desenvolver sensibilidade acima do nível da lesão, ou podemos estar diante de orgasmos só com pensamento, ou apenas mamários; há quem tenha orgasmos e não se sinta bem, plena e/ou satisfeita com eles; e por aí vai.

É difícil criar uma única definição para algo que é para ser sentido e vivenciado em toda sua extensão. Trata-se de uma emoção individual e que depende do seu contexto, daquilo que seu cérebro editou com as informações recebidas, e deixou ou não evoluir para esse "desassossego" — e o orgasmo é exatamente isso, uma ausência de sossego do nosso cérebro controlador.

Biologicamente, é um reflexo, uma resposta do sistema nervoso autônomo. Para se ter uma ideia, é ele que cuida das funções corporais de que nós não temos controle consciente, como a temperatura corporal ou a digestão. E tentar ter controle sobre isso é provavelmente o mesmo que dizer ao seu estômago: "Trate de digerir rápido essa comida, porque quero aproveitar mais uma vez a sobremesa."

Se não controlamos, como vivenciamos? De expectadora a protagonista

Definitivamente, sentir uma experiência prazerosa não é algo simples, passível de se comprar em uma loja. É um sistema de recompensas sensoriais, e, por isso, experienciar um orgasmo acaba sendo mais fácil para algumas pessoas e mais difícil para outras.

Tentar estar no controle dessas recompensas sensoriais é um fator que limita a percepção delas. Quando a pessoa analisa, mede ou questiona todas as sensações que seu corpo experimenta durante o prazer, ela se transforma em uma expectadora do que está acontecendo e não vivencia o momento.

O orgasmo é apenas um dos aspectos do nosso desenvolvimento e crescimento sexual, e não uma parte isolada da nossa sexualidade. Depende da habilidade de nos sentirmos bem conosco e seguirmos por um caminho que não nos foi ensinado.

Em inúmeras ocasiões, escutei a seguinte frase no consultório: "Doutora, você não vai acreditar, mas eu nunca tive um orgasmo!"

Estamos falando de um aspecto que sofre influência dos valores que recebemos de nossos parentes e da sociedade. Estamos falando da forma como nossos sentimentos (bons ou ruins) a respeito de nós mesmos nos atingem. Nem mesmo as pessoas que temos como nossos modelos (pais e educadores em geral) são transparentes quanto à natureza da sexualidade.

Lidar com os sentimentos acerca da sua sexualidade é o primeiro exercício que você deve experimentar, o exercício da sinceridade. Você pode precisar de ajuda para ter uma relação de entrega consigo mesma.

Em diversos cursos e livros com os quais aprimorei meu aprendizado nessa área, identifiquei que outros profissionais têm as mesmas preocupações que eu tenho no consultório: a forma como as mulheres que buscam nosso auxílio lidam com os sentimentos sobre a sexualidade. Essa cautela, que abrange minha experiência, passa a ser redobrada quando o atendimento é feito com mulheres com histórico de dor na relação sexual.

Por isso, o recado é para ter paciência com seu tempo e direcionar sua atenção para aprimorar sua sexualidade. Relaxe e explore os exercícios propostos como uma experiência. Não fique ansiosa pelo orgasmo! Pare de querer controlar o incontrolável. Costumo fazer a comparação com o fato de preparar uma festa. Pode ser (e muitas vezes é) mais prazeroso vivenciar todo o processo de preparação do que o evento em si. Em relação ao exercício da sexualidade, experimentar todo o processo, curtir cada sensação, explorar cada segundo da experiência, com certeza, é muito gostoso.

Pode-se comparar essa questão ao fato de que os homens com um pouco mais de experiência preferem curtir mais as sensações, sem pressa, do que chegar logo ao orgasmo de forma resoluta e rápida. Ao se cobrarem para ter um desfecho de orgasmo, muitas mulheres perdem o foco nas sensações que estão vivenciando e se perdem o caminho.

Em uma alegoria usada por Emily Nagoski no livro *A revolução do prazer: como a ciência pode levar você ao orgasmo*,[4] a autora fala sobre tentar exercer o controle sobre o orgasmo, situação na qual você pode imaginar que seus pensamentos são como uma revoada de pássaros. Eu particularmente adoro esta passagem:

> *Imagine que seu cérebro é uma revoada de pássaros. Você sabe como funciona uma revoada? Não há um líder, não há um indivíduo que controle o bando, direcionando cada um deles, em vez disso cada pássaro segue individualmente um conjunto de regras, como "evite predadores", "voe em direção ao polo magnético", "fique perto dos outros", e assim, seguindo essas regras, se forma a revoada, sem que exista um único responsável. Se um pássaro voa em alguma direção porque pressente um perigo, todos voam, e assim é seu cérebro, quando você direciona algum pensamento seu a algum outro ponto que não seja simplesmente a experiência, o momento, como, por exemplo, medo, fome, insegurança, é como uma revoada, e todos os outros pensamentos seguem esse estímulo.*

E o orgasmo chega quando todos os pássaros estão voando na mesma direção, quando há essa integração com suas sensações e todas as partes estão colaborando para o mesmo objetivo. Fato é que, se na hora do seu prazer, você pensar na roupa que esqueceu na máquina de lavar, ou o quanto está demorando, não vai mais captar as sensações agradáveis ao momento.

Novamente comparando ao que nós, mulheres, experienciamos com o universo masculino, gosto de explicar para minhas pacientes que crescemos com direcionamentos diferentes. Nosso radar (ou nos-

---

[4] Nagoski, Emily. *A revolução do prazer: como a ciência pode levar você ao orgasmo*. Rio de Janeiro: Guarda-chuva, 2018.

sos pássaros) estão sempre com muitas opções de direcionamento. É comum termos orgulho de conseguir focar em várias coisas ao mesmo tempo e sermos consideradas multitarefa em quase tudo. Mas é aí que vejo nossa maior desvantagem.

No exercício da sexualidade, os homens precisam de algum grau de concentração para manter a ereção e controlar a ejaculação, que é parte importante da prática sexual masculina, e não é novidade que um homem com a "cabeça cheia" tem dificuldades no controle dessas funções. Como eles aprendem isso? É basicamente intuitivo, já que qualquer distração acaba por atrapalhar o desenvolvimento da atividade sexual para eles. Já nós, mulheres, não temos uma ereção visível: o clitóris se enche de sangue durante os estímulos prazerosos, mas qualquer mudança na sua estrutura pode nem sequer ser percebida, e até a lubrificação, considerada de certa forma um sinal de excitação, pode não ocorrer ou mesmo ocorrer sem que haja desfecho de prazer.

Diante de tudo isso, não "treinamos" nosso foco para permanecer ali, nas sensações produzidas pelo nosso corpo, e nossos pensamentos literalmente "viajam" em várias direções quando estamos experienciando estímulos sexuais.

Os exercícios propostos aqui para seu desenvolvimento orgástico são para ajudar nesse direcionamento, para que você desenvolva e amplie sua sensibilidade sexual. Sugiro que siga sem pressa, permitindo que anos de pensamentos negativos e experiências ruins sejam eliminados de forma resoluta e definitiva.

Certa vez, atendi o telefone no viva-voz, pois estava pegando minha bandeja de almoço no campus da pós-graduação, e, honestamente, quando vi a chamada de uma paciente minha pensei que se tratava de qualquer coisa relacionada ao nosso horário agendado. Para minha surpresa — e constrangimento —, ela falou em alto e muito bom som: "Gozei! Gozei muito! Foi maravilhoso! Obrigada!"

Dá para imaginar a reação dos que estavam em volta, rindo e me olhando com a mais absoluta curiosidade. Apesar de hoje rir do ocorrido, essa paciente e muitas outras me fizeram adentrar um pouco mais no universo da terapêutica sexual.

Não estava tratando nenhuma disfunção sexual nela, era uma médica endocrinologista, fazendo uma reabilitação perineal de pós-parto tardio, com queixas de leve perda urinária. Durante seu tratamento, ela relatou a dificuldade de sentir prazer. Amava a família, mas sentia que no ato sexual seu comportamento era de subserviência, e que seu parceiro notava isso.

Os exercícios perineais para a reabilitação, somados a condutas que ajustamos, proporcionaram a ela o encontro com seu prazer. Aprendi muito com ela, pois isso aconteceu há muitos anos, quando eu ainda estava começando esse trabalho. Aprendi, inclusive, a nunca mais atender o telefone no viva-voz.

Orgasmo como obrigação

Vamos começar desconstruindo algumas questões. Retorne aqui comigo ao momento em que colocamos o espelho na sua frente; o que você vê? Um conjunto de estruturas, cujas funções estão relacionadas à reprodução, ao controle da eliminação de urina e fezes e também ao prazer sexual, certo?

Mas desde quando podemos pensar assim? Em boa parte da nossa vida na infância e na juventude, a grande maioria de nós é orientada a pensar em atividade sexual como algo a ser evitado, que causa gravidez indesejada e pode trazer graves doenças, que vão complicar (senão desgraçar) a vida da mulher que se aventurar a fazê-lo. Aí, um belo dia, nos encontramos em certa idade, que a sociedade julga adequada para a prática sexual e não só devemos exercer essa prática, como ainda ser muito boas nisso. Complicado, não é? Difícil passar do totalmente proibido ao faça o seu melhor.

Claro que a educação sexual infantil deveria passar por uma revisão detalhada, e deveríamos ter uma sociedade que não erotizasse as atitudes precocemente, mas, trabalhando com o que nos é ofertado hoje, essa virada de chave, do *não posso* para o *agora devo*, precisa ter um amadurecimento gradual.

A expectativa, pra lá de fantasiosa de que seremos "felizes para sempre" ao fazer as coisas que os adultos fazem quando chegar a hora, pode ser frustrante. Não se pode pensar que algo que sempre foi repudiado possa, de uma hora para outra, ser considerado a melhor coisa a se fazer. Leva tempo, e cada uma tem o seu.

Tenha sua própria história sexual

Para aprender a ter uma relação saudável com seu corpo e se permitir desfrutar de experiências sensoriais e emocionais, é preciso assumir a responsabilidade sobre sua sexualidade, e isso envolve seus pensamentos e sentimentos, envolve seu corpo e a maneira como cada uma o enxerga e se relaciona com ele.

A construção de uma história sexual própria é parte importante disso, visto que habitualmente interiorizamos ideias de modelos que muitas vezes não nos servem.

Sempre escuto a seguinte pergunta: "Como começar?"

A maioria das pessoas começa pela pornografia e é aí que muitas não se identificam mesmo.

A pornografia é uma indústria com fins lucrativos, tem o propósito de manter seu público consumidor ativo e envolvido no processo. Surgiu da necessidade e da curiosidade que temos em observar comportamentos e modelos. E ter sua história sexual atrelada a modelos não muito realistas será um fator limitante ao nosso objetivo, então minha sugestão é seguirmos para um caminho mais real.

Na prática, oriento as minhas pacientes a conectarem suas ideias sobre sexo com aquilo que elas gostariam que acontecesse e percebessem as sensações sem analisá-las, apenas sentindo. Ter responsabilidade é parte disso, é construir algo verdadeiro sobre sensações reais que se permite vivenciar, não se cobrar e se julgar.

Pode ser difícil no começo, é como escrever uma redação: no início só o que se tem é aquele vazio de ideias e uma baita vontade de plagiar algo, mas, depois de alguma insistência, se você se dedicar a criar algo realmente novo e incrível, os parágrafos tendem a ir surgindo. E assim é nessa etapa. Você precisa desenvolver sua história, que não será igual a nenhuma outra. Tenha um olhar diferenciado para as sensações geradas no seu corpo, em que você apenas sente, sem analisar ou julgar. Sugiro que tenha no desenvolvimento dessa história um sentimento de liberdade, cujo final não é o objetivo, mas a jornada precisa ser de tirar o fôlego. Lembre-se de que você é única e terá seu próprio crescimento sexual.

Comece sozinha

Na infância, quando nossos pais realizam a introdução alimentar, ela é feita gradualmente, de forma a podermos experimentar sabores, texturas e sensações diversas, com o objetivo de desenvolvermos o prazer em nos alimentar. Agora, imagine participar de uma experiência gastronômica e conhecer texturas e sabores nunca antes experienciados. Será que a ausência de familiaridade não vai lhe causar uma sensação inicial de estranheza, podendo até criar certa rejeição?

No paralelo sexual, essa correspondência pode ser potencializada pelos medos e incertezas que muitas carregamos. Se ao iniciarmos a nossa jornada sexual utilizarmos uma introdução sensorial, iremos nos familiarizando e nos aproximando aos poucos da própria intimidade.

Desenvolver a sensibilidade sexual é algo a ser aprendido, e esse conhecimento não deve ser responsabilidade de outra pessoa. Na verdade, nem é justo esperar que alguém nos faça vivenciar sensações que nem mesmo nós sabemos do que se trata.

Uma paciente minha que fazia tratamento de vulvodínia me relatou em um atendimento, já próximo do processo de alta, que a "questão do prazer" era algo a ser resolvido, pois ela não sentia mais dor, mas não sentia prazer na relação. Como muitas de nós, ela apostava que o parceiro tinha como função lhe proporcionar essa experiência, e ele, por sua vez, se julgava incapaz de fazê-la sentir algo, por mais que se esforçasse.

A maioria de nós cresceu ouvindo histórias de princesas, que esperavam o surgimento dos príncipes como os responsáveis pelo desfecho de ser feliz para sempre. Felizmente, a indústria cinematográfica está mudando as abordagens, substituindo princesas por heroínas, e felicidade por conquistas realizáveis.

Começar a desenvolver uma percepção sexual sozinha é o início de uma jornada de autodescoberta, e para todas as pessoas de que já cuidei que deixavam a cargo do parceiro a sua satisfação sexual, repito: se você acha difícil fazer sexo consigo mesma, por que acha que será fácil para outra pessoa? Saber o que se busca é o primeiro passo para encontrar, e isso inclui a autopercepção sexual.

Para auxiliar nessa jornada

Apesar de nós, mulheres, sermos os seres mais criativos do universo, há algumas situações em que temos bloqueios, e a proposta dos exercícios contidos neste livro é apenas para um direcionamento inicial. Não se trata de uma sequência ou protocolo, mas recortes de exercícios desenvolvidos na prática clínica, repleto de trocas com outros profissionais e materiais de livros e cursos com os quais pude aprimorar esses conhecimentos, que agora podemos juntas compartilhar e explorar.

Cuidando do contexto

Evitar pensamentos distrativos e buscar ser íntima de si mesma significa se permitir estar vulnerável e aberta, é buscar uma conexão com seu corpo que lhe permitirá estar em sintonia com suas sensações.

Oriento sempre a utilizar técnicas de atenção plena, ou *mindfullness*, que consiste em dar foco e atenção ao que se está vivenciando. É fundamental não fazer julgamentos nem ter pressa; lembre-se de que é um caminho, viva-o no seu tempo. Se sair dele, ou seja, se sua atenção se dispersar, traga-a gentilmente de volta ao curso. Algumas vezes, agimos como se tivéssemos "juízes" em nossos cérebros, que são rígidos com nossas sensações. Esses juízes são criados por nossos padrões culturais, e você está em busca de parceria consigo mesma, e não de julgamentos.

Não pense em quanto falta, tire apenas alguns minutos para viver as sensações e deixe esse tempo fluir de forma suave e proveitosa. Você pode se sentar ou mesmo recostar suavemente em algum local confortável e utilizar texturas macias para sentir as percepções corporais. Desde tecidos suaves, pincéis de maquiagem, esponjas ou também estimular sua percepção com aromas, banhos, óleos e o que mais lhe passar uma sensação boa e agradável.

Veja que não estamos falando de genitais, mas de estímulos que podem ser desenvolvidos em qualquer parte do corpo. Não se limite, siga experimentando. O importante é você sair da sua mente.

Admiração e autoamor

Use aquele espelho parceiro para encontrar a familiaridade com seu corpo ao buscar o olhar de admiração por si mesma. Tenha o olhar de um fotógrafo, que sabe extrair a beleza através do foco utilizado. A beleza pode estar em uma curva, em um tom, em uma forma, no todo ou em apenas uma parte, mas sempre há beleza. Lembre-se de que existe beleza em se conhecer e que aí também reside poder.

Respiração

Utilize padrões de respiração conduzida para se desconectar do mundo a sua volta. No consultório, treino a simples percepção da respiração, focando no que ela traz de sensação ao corpo.

Permita-se sentir a entrada e a saída de ar — a entrada, na qual há a renovação do ar, e a saída, na qual há o relaxamento das estruturas que se expandiram.

Coloque uma das mãos sobre seu abdômen e a outra sobre sua região perineal, ao inspirar, perceba que há uma expansão natural dessas regiões, e ao expirar, perceba que ocorre um recolhimento. Conecte-se com os movimentos que ocorrem em seu corpo, eles mantêm sua vitalidade, e observá-los por alguns instantes vai auxiliá-la a ampliar suas sensações de deter o foco em si mesma.

Ativação muscular

Meu trabalho é cinestésico, ou seja, está ligado ao movimento, e, ao longo de muitos anos na prática profissional, pude perceber o quanto o movimento é capaz de gerar saúde. A educadora sexual Betty Dodson dedicou sua vida ao desenvolvimento e à conquista do prazer das mulheres. Em seus treinamentos, a orientação para a percepção dos movimentos musculares no complexo genital tinha por objetivo o mesmo que repito com frequência: o aumento do fluxo sanguíneo genital. Lembre-se de que nossa resposta sexual é dependente do sangue que flui para os corpos cavernosos dos bulbos clitorianos e esse estímulo de se encher e se esvaziar é que promove nossa ativação sensitiva.

Não é um exercício específico, com número de repetições e tempo de realização. É um direcionamento de foco ao movimento que naturalmente já ocorre.

Enquanto respiramos, como já mencionado, ocorre um movimento natural, de descida do assoalho pélvico na inspiração e de subida na expiração. E a proposta é que, de forma intencional, esse movimento seja levemente ampliado, como se houvesse uma maior condução e atenção a ele.

Uma paciente fez uma analogia, certa vez, e vou tomar a liberdade de usá-la: é como se toda a região pulsasse suavemente, se retraindo e se abrindo, como uma flor ao se fechar e ao desabrochar, estimulando a entrada e saída de sangue para a região.

Massagem sensorial

Os toques sensoriais são uma parte importante dessa autodescoberta, e é por meio deles que vivenciamos as sensações prazerosas. Quando falamos sobre tratamento das disfunções, usei o termo defensividade tátil para descrever uma atitude que algumas mulheres apresentam para tocar seu genital. Esse comportamento é muito comum no vaginismo, mas pode estar presente em várias disfunções ou até mesmo na ausência delas.

Para desenvolver a capacidade de se perceber por meio de toques, trabalho com o desenvolvimento de toques na cavidade oral, cujas textura, umidade e temperatura lembram a do órgão genital.

Os toques podem percorrer todo o corpo, devendo ser de pressão, intensidade, velocidades e ritmos variados. É como uma cartela de cores em que você analisa cada tom, cada nuance, e se demora naquelas com as quais mais se identifica. No capítulo seguinte falo sobre as possibilidades de movimentos na masturbação. Também são nuances de um tom que apenas você poderá encontrar.

Não limite seus estímulos, pesquise suas sensações em várias partes do seu corpo.

No filme *Intocáveis* (2011), o ator François Cluzet retrata uma cena na qual revela que seu prazer sexual está localizado nas orelhas, já que não tem sensibilidade do pescoço para baixo, devido à tetraplegia causada por um acidente. E temos relatos reais de orgasmos oriundos até da ação de se escovar os dentes. Vai que seu ponto de prazer não está nos genitais. É como nossa mãe sempre afirmava, "você não é todo mundo".

A dois

"Fico angustiada quando acho que estou demorando muito."
"Queria gozar mais rápido, mas parece que cada vez está mais demorado."
"Quero gozar junto com meu parceiro! Mas não consigo!"

Queremos o que queremos, e como respeito a individualidade, não tento demover ninguém daquilo que é um desejo pessoal. Na prática, sirvo sempre de comunicadora entre a cabeça e o corpo, e óbvio, esclarecendo aquilo que a ciência nos mostra como real possibilidade.

Parte das frustações obtidas na intimidade a dois é causada pelo descompasso com a intimidade e pela falta de verbalização. Essa sintonia que buscamos em ter prazer com nosso parceiro é uma conquista. Precisa de entrega e intimidade. Você pode até usar fio dental e escovar os dentes na frente de uma pessoa, mas, na hora de mostrar-se sexualmente, pode se sentir retraída. É natural levar algum tempo para essa intimidade acontecer, mas, depois de se conhecer sexualmente, será preciso se apresentar ao seu parceiro.

Conseguir ter um orgasmo junto vai depender de sintonia e certa dose de sorte, já que as pessoas possuem *timings* diferentes, mas, se isso é um objetivo para você, treine bastante e exercite o diálogo. Conversem sobre suas sensações e busquem a dose ideal de cada um. Sem verbalizar o plano, não tem como a outra parte contribuir.

Além de causas como cansaço, privação de sono (as mulheres com crianças pequenas sabem bem o que isso representa), o estresse e a ansiedade podem ser mais evidentes quando se está em um evento sexual acompanhada. Isso porque sozinha, costumamos focar mais em nós mesmas, e com uma companhia, essas questões acabam por se fazerem notar com maior destaque.

Precisamos lembrar que existem causas hormonais que podem reduzir o fluxo sanguíneo genital e, nesse caso, dificultar o processo, levando também a uma demora na chegada ao orgasmo. Na menopausa e nos tratamentos oncológicos, é necessário verificar a adequação de medicação e incluir os exercícios que aumentem o fluxo de sangue para os órgãos genitais.

Apesar disso, a constante preocupação com o tempo levado para se chegar ao clímax impõe uma tensão desnecessária ao momento. Repito que não é para ter pressa, mas, sim, prazer em viver a jornada.

O relaxamento proposto como exercício a seguir é uma atividade que recomendo muito a minhas pacientes no momento da prática sexual com seus parceiros, para deixá-las mais relaxadas e conscientes do próprio corpo.

Relaxamento Progressivo de Jacobson (adaptado)

Edmund Jacobson foi um médico e fisiologista que desenvolveu uma técnica de relaxamento muscular gradual, apoiada em dois aspectos: o do tônus aumentado (hipertensão neuromuscular), estado caracterizado por hiperexcitação e hiper-irritação; e o do tônus reduzido (hipotensão neuromuscular), caracterizado por calma e relaxamento neuromuscular, cujo objetivo é desenvolver a autopercepção à tensão muscular.

Os exercícios são bem simples, e os adaptei para a consciência dos músculos perineais. Podem ser realizados tanto no momento em que se está em tratamento para dor, como para a obtenção do prazer. Habitualmente uso em benefício próprio e também prescrevo e realizo no atendimento.

Na medida do possível, procure se sentir livre de roupas desconfortáveis e estar em um ambiente em que possa relaxar.

Busque uma posição confortável e feche os olhos. Tente permanecer assim por alguns minutos.

Associe a respiração a cada movimento que realizar, evitando fazer bloqueios da entrada e saída de ar.

Levante lentamente o braço direito e feche o punho, contraindo toda a musculatura desse membro e sentindo o retesamento causado por essa contração. Após obter essa consciência de percepção, relaxe os músculos aos poucos, deixando o braço cair solto.

Faça o mesmo com o braço esquerdo e, em seguida, com ambos.

Direcione agora sua atenção para pernas e pés. Eu costumo falar para minhas pacientes "respirarem" em cada parte que está sendo exercitada.

Faça uma flexão do pé direito, puxando esse movimento para cima, e, após ter a consciência dessa contração, relaxe e sinta o relaxamento. Faça o mesmo com a esquerda e, em seguida, com ambas.

Agora direcione sua atenção para seu tronco e sua pelve. Inspire e eleve o abdômen e, ao expirar, perceba o seu recolhimento. Após algumas respirações, ao soltar o ar, contraia a região perineal e sinta esse movimento de fechamento; ao soltar, procure prestar atenção também no que é esse relaxamento.

Vou até abrir um parêntese que julgo importante: quando criamos essa consciência, torna-se perceptível que essa área fica excessivamente contraída ao longo de nossas atividades do cotidiano e, inclusive, no momento da prática sexual, culminando em dor e dificuldade de se obter prazer.

Voltando ao exercício, repita algumas vezes essa atividade de contrair e perceber, relaxar e perceber. Use toda sua capacidade de prender esses músculos, como se fosse conter urina, gases e fezes, tudo ao mesmo tempo, e depois permitir sua saída.

Adaptei essa técnica de acordo com minha prática clínica, mas, se quiser fazê-la na íntegra, há a contração dos músculos faciais e abdominais — mas a inclusão dos perineais foi ideia (e necessidade) minha.

Prazer como tarefa

Uma paciente me relatou, certa vez, experimentar um sentimento de vazio após atingir o orgasmo. Segundo a descrição dela, era como se houvesse "um nada" após essa experiência, e não aquele sentimento de plenitude e satisfação que ela via no seu parceiro.

Na nossa conversa, ficou absolutamente claro que ela via a relação sexual e o prazer como mais uma tarefa a ser realizada. Ela precisava ser boa profissional, competente, independente e ainda precisava se sair bem na cama. Era um comportamento involuntário, mas existia. Chegar ao clímax era uma meta, não um acontecimento natural.

Novamente buscamos controlar o que não é para ser controlado e atualmente nos vemos até cobradas de ter uma transa que seja considerada boa. Senão somos tachadas de reprimidas. Experiências são experiências, não são obrigações ou tarefas. Somos mais seres culturais do que biológicos, mas essa entrega precisa proceder do nosso lado biológico.

Facilitando a verbalização das preferências

Quem cala convive com a ignorância. Contudo, pode ser demasiado difícil encontrar as palavras certas na hora de expor preferências. Para isso, oriento exercícios de facilitação. Há diferentes jogos em lojas de brinquedos adultos que podem ser usados para estimular preferências e brincadeiras, mas, antes de introduzir possibilidades mais picantes, aconselho uma troca de carícias com o objetivo de facilitar a comunicação verbal.

Pode ser realizada uma massagem nas mãos ou nos pés, com possibilidade de extensão para dedos, pernas ou braços, e cada toque deve ser comentado, demonstrando-se preferência, desagrado ou até mesmo repúdio. É um exercício simples, em que ao massagear a parte escolhida do(a) parceiro(a), você indaga sobre a percepção ao toque, se a pressão está adequada, se prefere mais suave, rápido, lento, forte, sutil, se agrada em movimento circular ou sem sequência definida, e por aí vai, de acordo com a forma escolhida. Note que não é um exercício de prazer sexual, apenas um exercício que pode auxiliá-lo a treinar seu vocabulário para externar seus gostos e suas preferências nos momentos de intimidade.

Partindo dessa oportunidade, siga orientando seu(sua) parceiro(a) com os novos conhecimentos adquiridos, permitindo que ele(a) se familiarize com as preferências. Use sem moderação massagens e jogos que orientem em relação ao seu interesse em aprender a sentir o próprio prazer.

Prazer na penetração vaginal

No capítulo anterior, afirmamos que a porcentagem de mulheres que alcançam o prazer com a penetração vaginal é bastante inferior comparada àquelas que não conseguem obter esse prazer, mas, se estar entre esse grupo de mulheres é algo possível de se realizar, usaremos os conhecimentos científicos para ampliar nosso potencial.

Definições e ilustrações de técnicas para aumentar o prazer sexual durante a estimulação e penetração vaginal

Técnicas: Pesca

Definição: Girar, elevar ou abaixar a pelve/o quadril durante a penetração para ajustar onde dentro da vagina o brinquedo ou pênis alcança e como é a sensação.

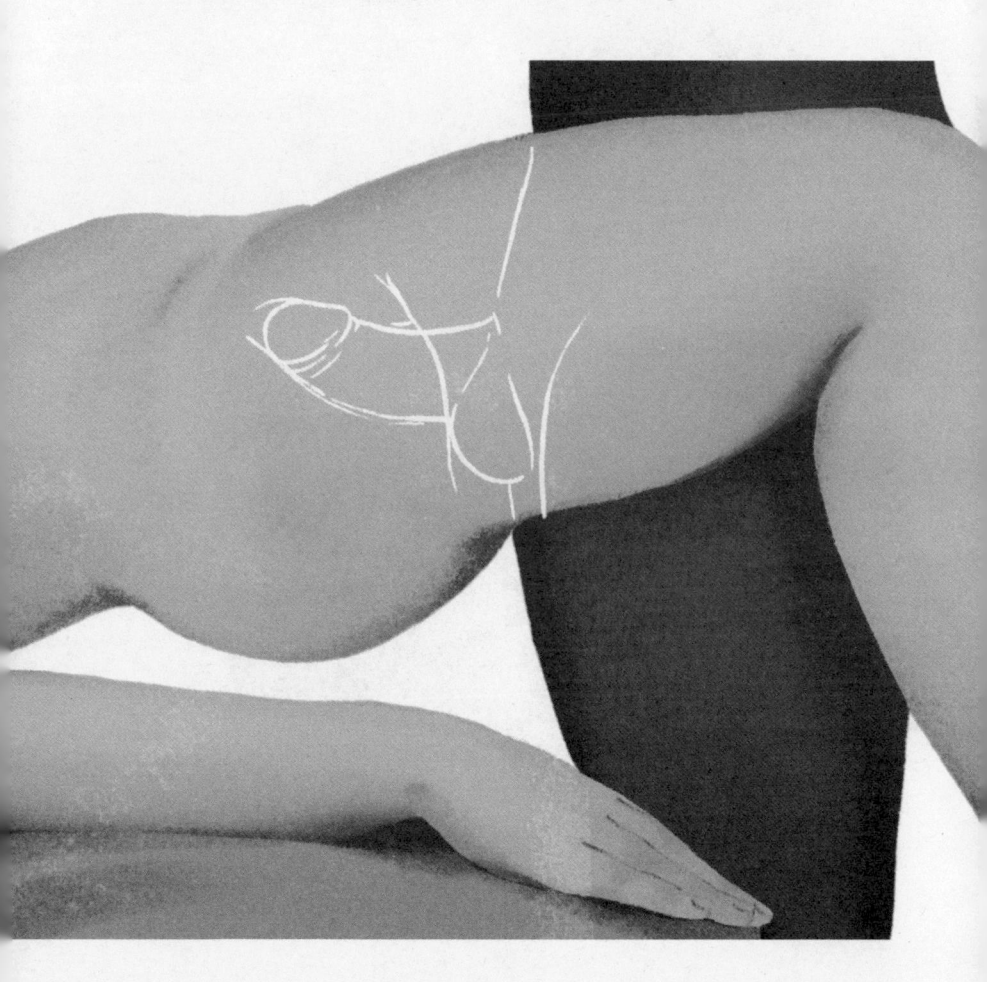

148 | MÁRCIA OLIVEIRA

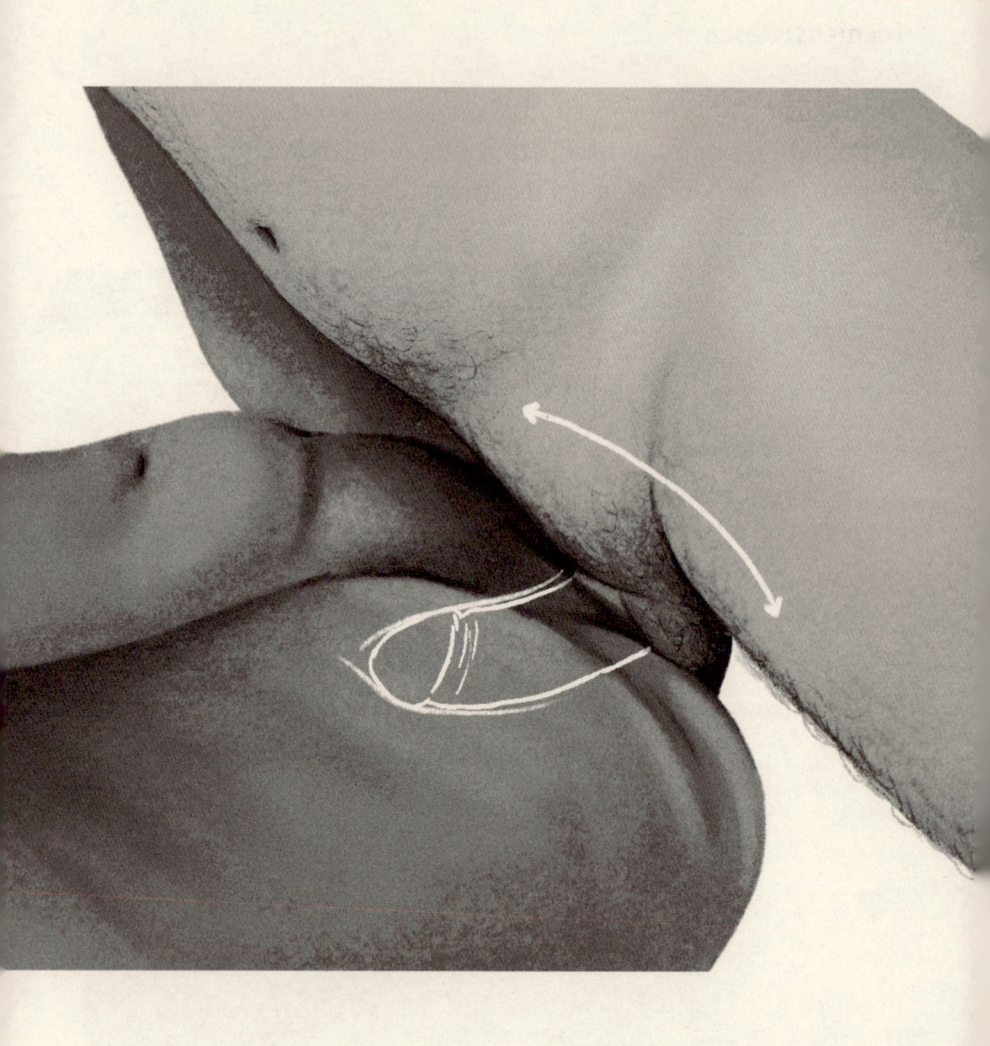

Técnicas: Balanço

Definição: A base de um pênis ou brinquedo sexual esfrega contra o clitóris constantemente durante a penetração, permanecendo totalmente dentro da vagina em vez de empurrar para dentro e para fora.

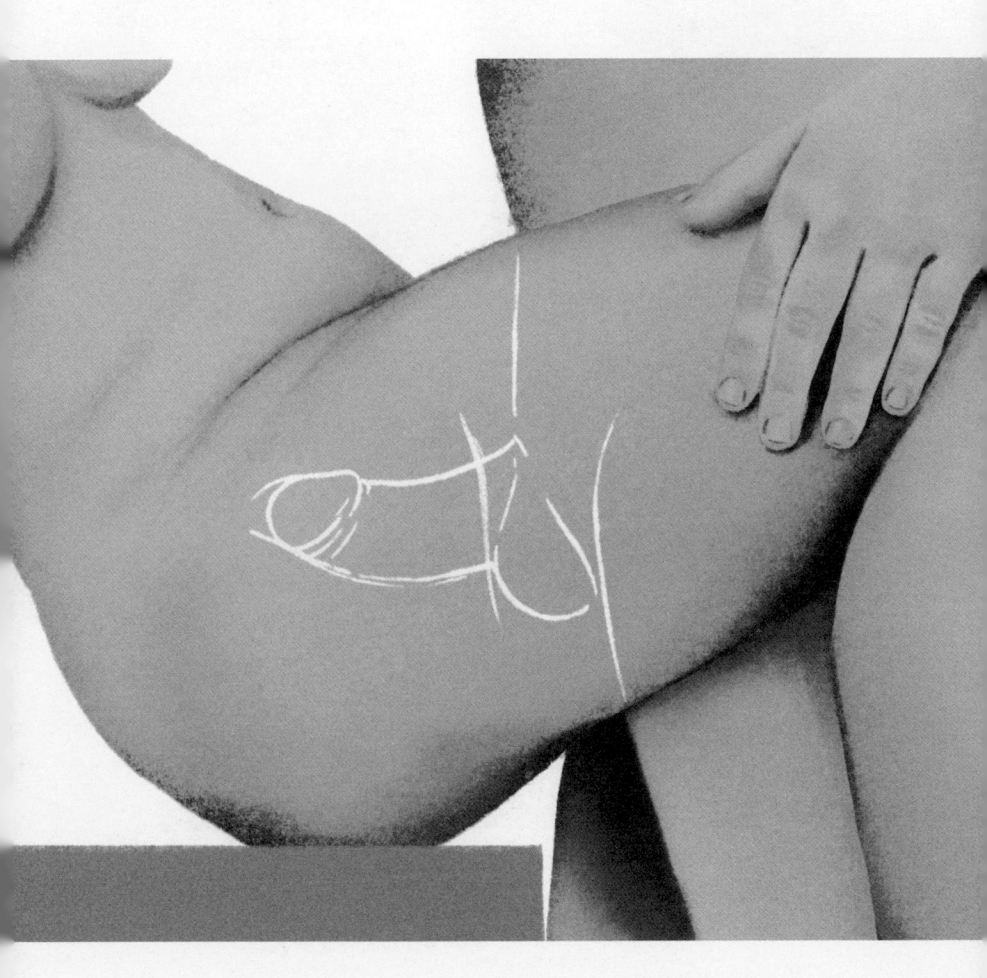

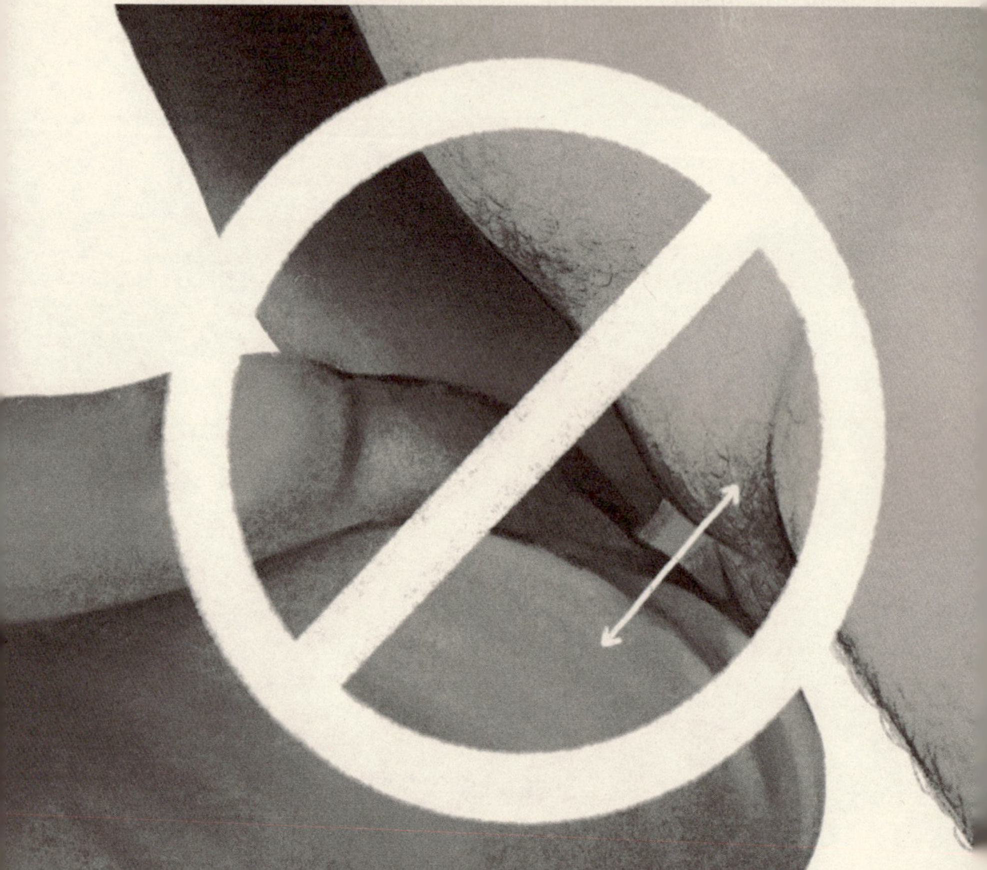

Técnicas: Raso

Definição: Penetração rasa, permanecendo apenas na entrada da vagina — não do lado de fora, mas também não profundamente —, com a ponta do dedo, ou brinquedo sexual, ou ponta do pênis, ou língua, ou lábios.

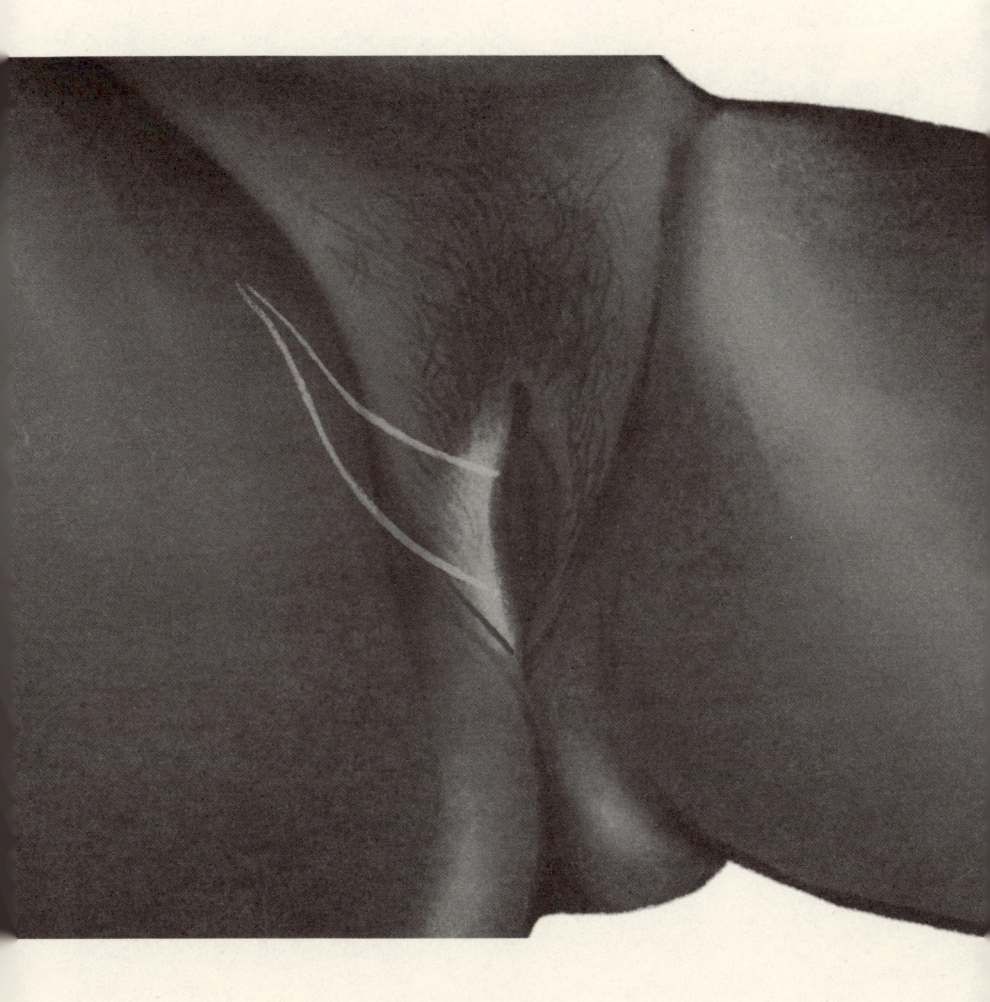

152 | MÁRCIA OLIVEIRA

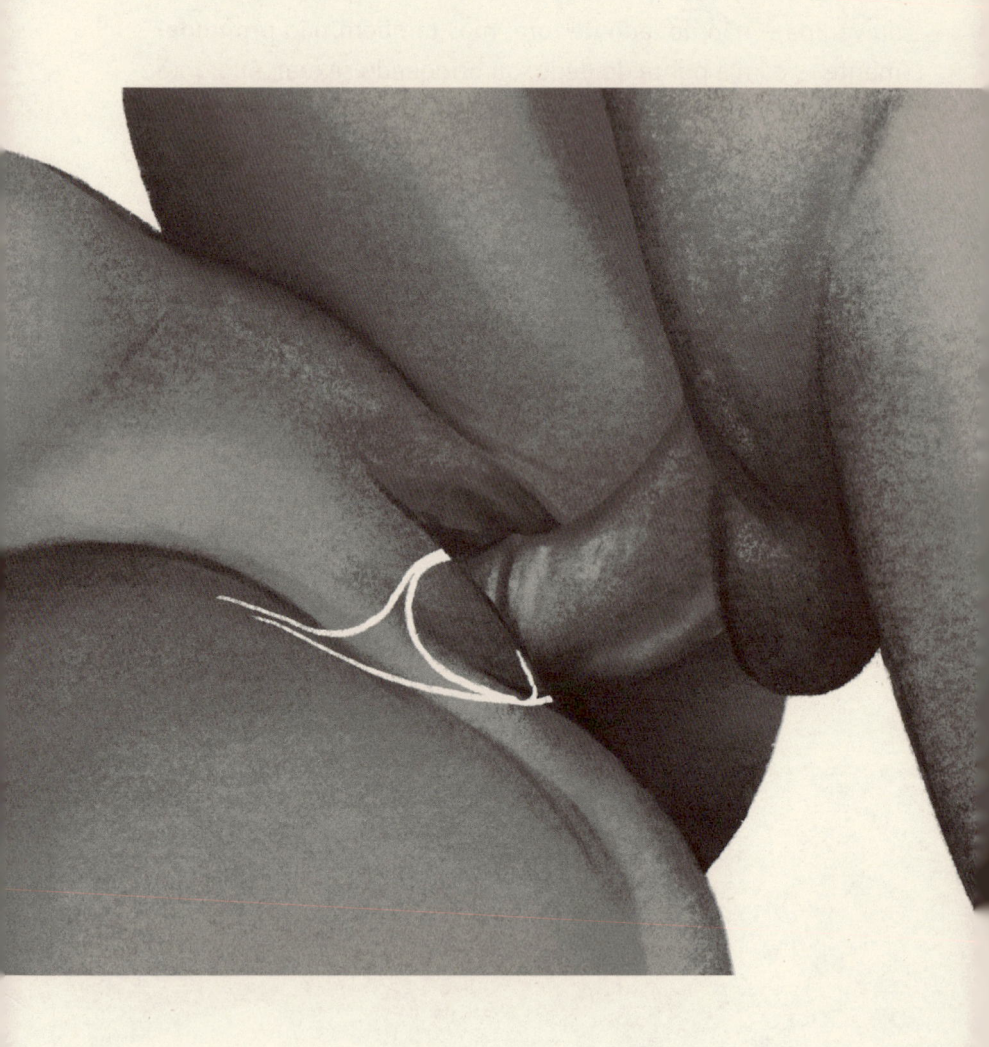

Técnicas: Emparelhamento

Definição: Quando a própria mulher (emparelhamento solo) ou seu parceiro (emparelhamento de parceiro) estimula seu clitóris com um dedo ou brinquedo sexual ao mesmo tempo em que sua vagina está sendo penetrada.

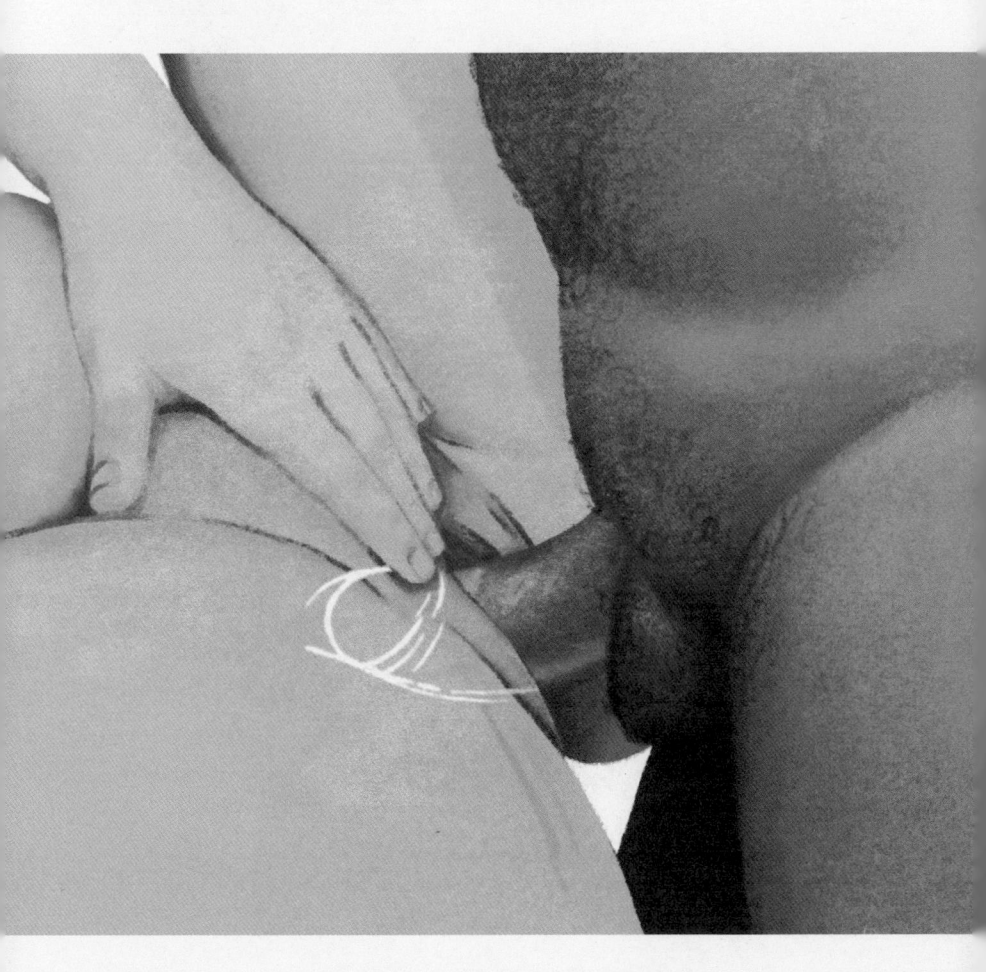

154 | MÁRCIA OLIVEIRA

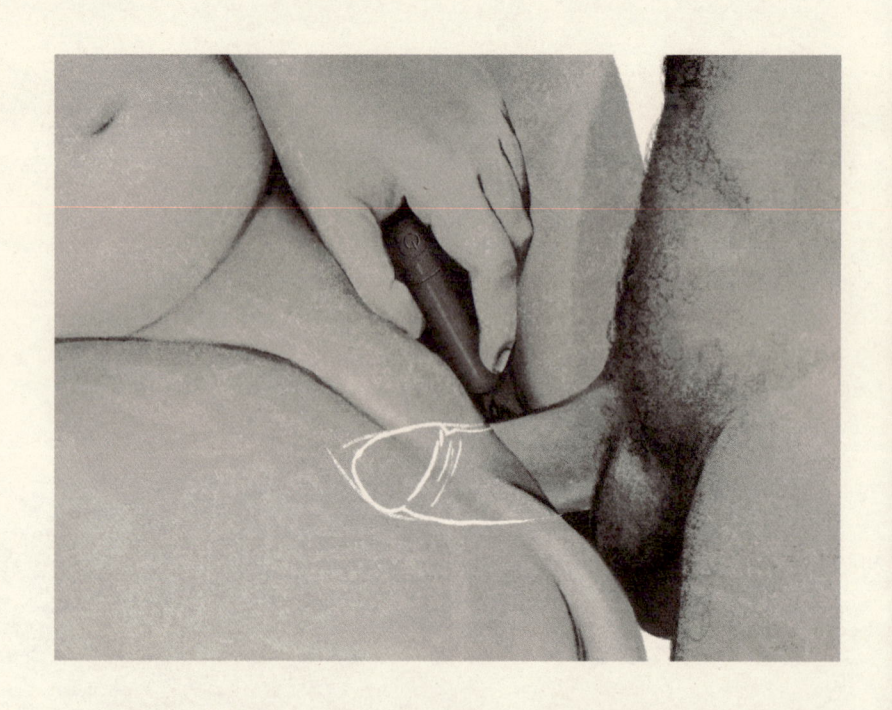

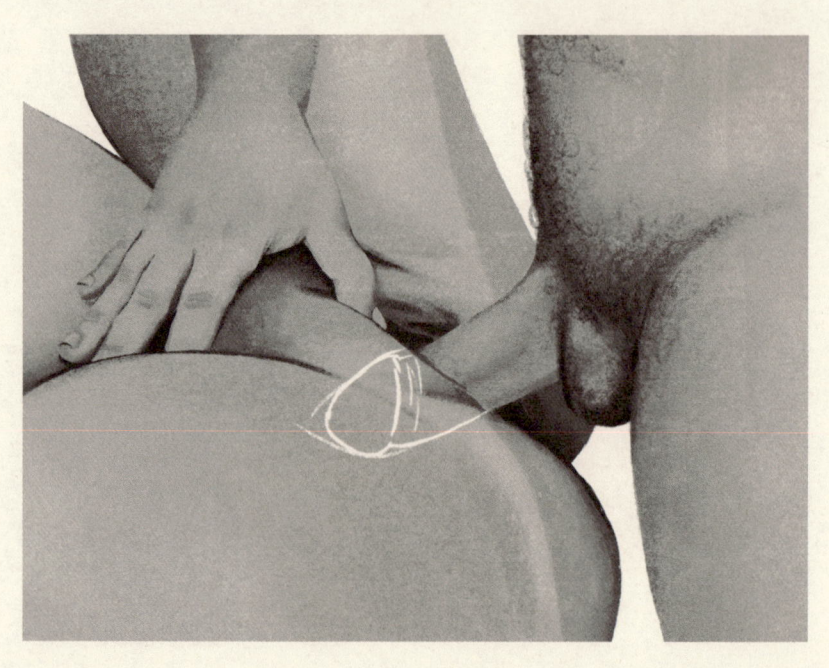

DA DOR AO PRAZER | 155

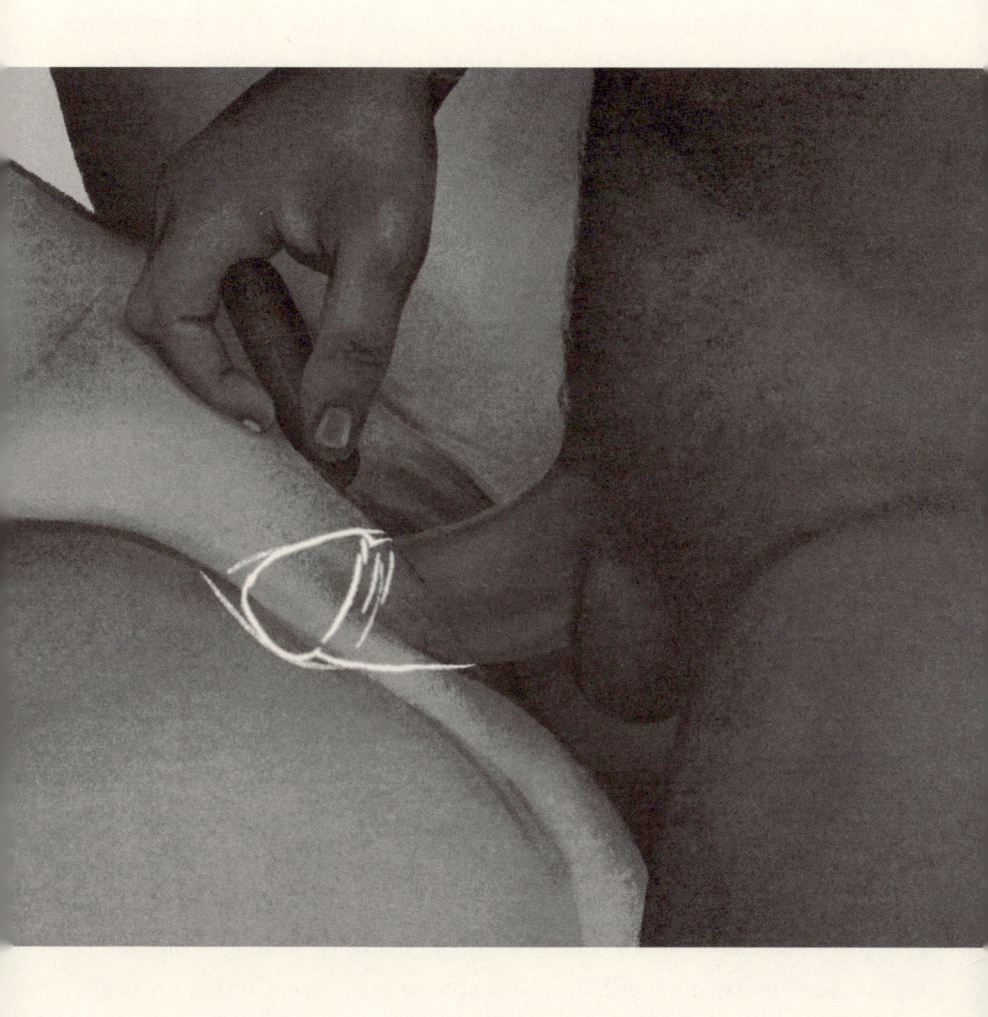

Essas técnicas, retiradas na íntegra, do artigo "Técnicas femininas para tornar a penetração vaginal mais prazerosa: resultados de um estudo nacionalmente representativo de mulheres adultas nos Estados Unidos" [tradução livre][5] exemplificam as opções de penetração vaginal citadas como prazerosas para as mulheres entrevistadas.

Foi um estudo com 4.270 mulheres adultas, entre 18 e 93 anos, que abordou as técnicas femininas para tornar a penetração vaginal mais prazerosa. Segundo os relatos das participantes, as técnicas mais prazerosas dependiam das posições e também continham a possibilidade de uso de dispositivos, como vibradores, em que houve também a estimulação do clitóris. E mais: não é apenas à introdução do pênis que se resume o ato de penetração, também há outras opções, como brinquedos, língua e dedos. Note que esses resultados foram alcançados graças ao autoconhecimento corporal e sexual, então, se precisar, volte algumas casas para que essa também seja uma realidade para você.

Íntima de si mesma

Quando aprendemos a explorar as potencialidades sensoriais do nosso corpo, abrimos uma janela para uma dimensão antes desconhecida. Muitas têm medo de se aventurar pelo desconhecido; também já tive. Desenvolver uma capacidade orgástica é transgredir.

No anexo a seguir, descrevo alguns movimentos e algumas perspectivas para o autoconhecimento corporal. O título "Manual da masturbação" é para transgredir mesmo. Ao transitar pela vida adulta, deveríamos experienciar uma sequência de estímulos e conhecimentos sobre nosso potencial de prazer, tal como a introdução alimentar, na infância. Se ainda não o fez, convido você a fazer agora. Sempre há tempo de se vivenciar esse potencial, e, caso já aprecie sua potencialidade orgástica, aproveite para aprimorar suas competências.

---

5 Hensel, D.J.; von Hippel, C.D.; Lapage, C.C.; Perkins, R.H. (2021). Women's Techniques for Making Vaginal Penetration More Pleasurable: Results from a Nationally Representative Study of Adult Women in the United States. PLoS ONE 16(4): e0249242. https://doi.org/10.1371/journal.pone.024924.

Apêndice
MANUAL DA MASTURBAÇÃO

AO LONGO DE MAIS DE 15 anos atuando no cuidado da saúde sexual feminina, já ouvi as mais diversas afirmações sobre masturbação.

Desde "acho horrível!" até "é vida!", ou mesmo comparações do tipo "prefiro Netflix, brigadeiro e meus dedos entre as pernas do que um namorado chato", ou "preciso de outra pessoa para fazer sexo, sozinha me sinto forçando algo que não é natural", e por aí vai.

Não há unanimidade sobre o assunto, já que, de certa forma, todas nós coletamos informações sobre esse tema com amigas, parentes, parceiros, com a mídia e, às vezes, com algum profissional de saúde ou professor(a) se você teve muita sorte.

Masturbação é a manipulação dos genitais, não afeta a saúde negativamente — a não ser que se use algo que possa causar dano físico — e pode ser uma forma de se alcançar o prazer sexual e auxiliar uma pessoa a se conhecer melhor.

Quando pensei neste anexo, foi exatamente para esclarecer as possibilidades dessa automanipulação e trazer opções que possibilitem o aprimoramento da sua técnica, caso já tenha uma. Se não tiver nenhuma técnica e desejar se aventurar, trago alguns elementos que podem auxiliar sua experiência.

As pesquisas sugerem que a prática da masturbação é um componente positivo na estruturação da sexualidade feminina, já que está relacionada a um repertório sexual maior, com mais amplitude no uso de fantasias e, consequentemente, mais facilidade para atingir a excitação sexual e o orgasmo.

Mas há mulheres que apresentam dificuldades para explorar sua sexualidade, já que, para a maioria das praticantes, os estímulos gerados na masturbação acabam por ser mais intuitivos.

As sugestões do nosso apêndice são apenas um guia. A liberdade é sua, as opções são para você tentar se divertir com seu próprio corpo, em busca do seu próprio prazer.

Lubrificação

Muitas vezes é necessário usar lubrificação externa, com óleos ou cremes que sejam indicados para você (caso tenha vulvodínia, não use produtos que contenham propilenoglicol, como já falamos).

Não fique achando que deveria estar molhada desde sempre, algumas mulheres demoram muito a ter alguma lubrificação, e é um erro achar que próximo ao clitóris deveria estar lubrificado.

Onde estimular

Se você não tem muita intimidade com seu corpo, não adianta achar que esfregar o clitóris ou ficar introduzindo o dedo na vagina será algo muito prazeroso logo de cara.

Inicie pelas beiradas, acaricie os lábios externos, a parte interna da coxa, o monte púbico, e deixe para se aproximar do clitóris quando estiver realmente com vontade. Se sentir que gosta de tocar a vagina, siga em frente. Muitos filmes pornôs encenam mulheres com orgasmos através de masturbação vaginal, mas, na verdade, sabemos que essa encenação é falsa e não representa a grande maioria das mulheres, sendo a masturbação clitoriana mais eficaz para se obter um orgasmo.

Ainda sobre localização, temos a pele que recobre o clitóris, chamada de prepúcio, que pode reduzir a sensação do toque. Se está buscando um estímulo mais sutil, faça-o sobre o prepúcio, e, se está buscando um estímulo mais intenso, procure tocar mais perto do clitóris, podendo até manipular o prepúcio para cima. Ou seja, os estímulos na região do clitóris podem ser perto, no prepúcio, ou diretamente sobre o clitóris, e vale experimentar todas as opções, inclusive variar entre elas.

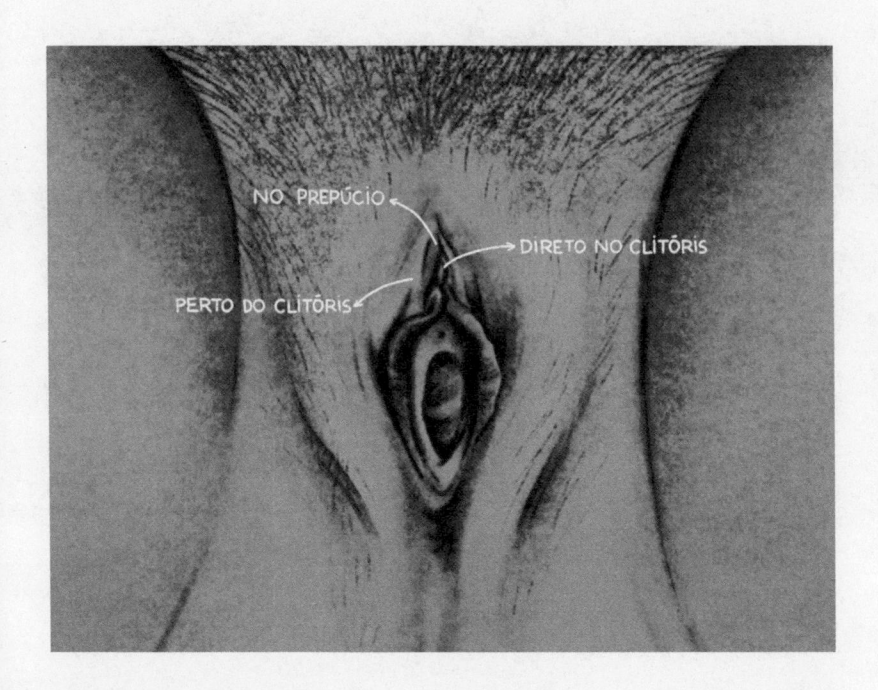

Movimentos

Novamente não existe sequência a ensinar, é intuitivo mesmo. Mas é interessante descrever que existem opções, como movimentos circulares, pois o clitóris tem uma extensa rede de nervos sob a pele que conferem sensibilidade e, com a possibilidade de movimentos circulares, forma de oito ou orbitais, há a perspectiva de se estimular uma área maior.

A manipulação do prepúcio em tracionamento é também uma forma de estimulação, podendo ser linear ou circular; você pode segurar, alisar...

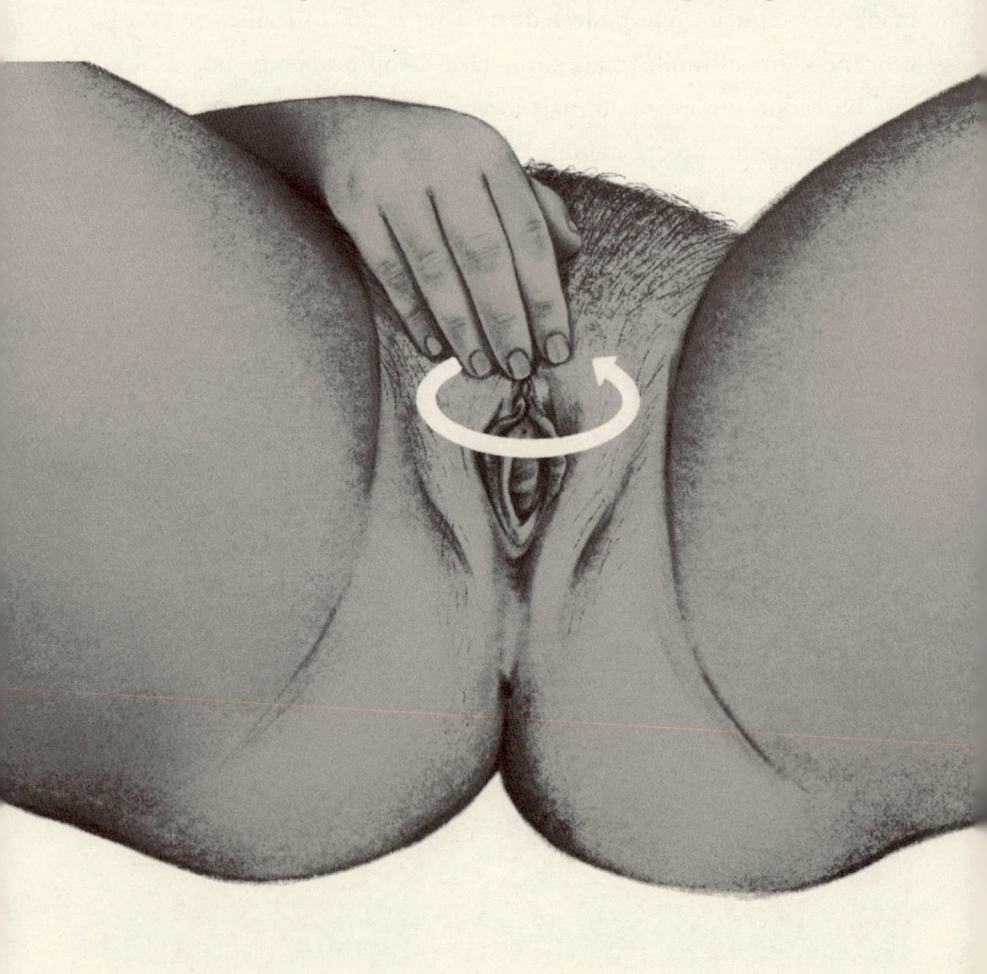

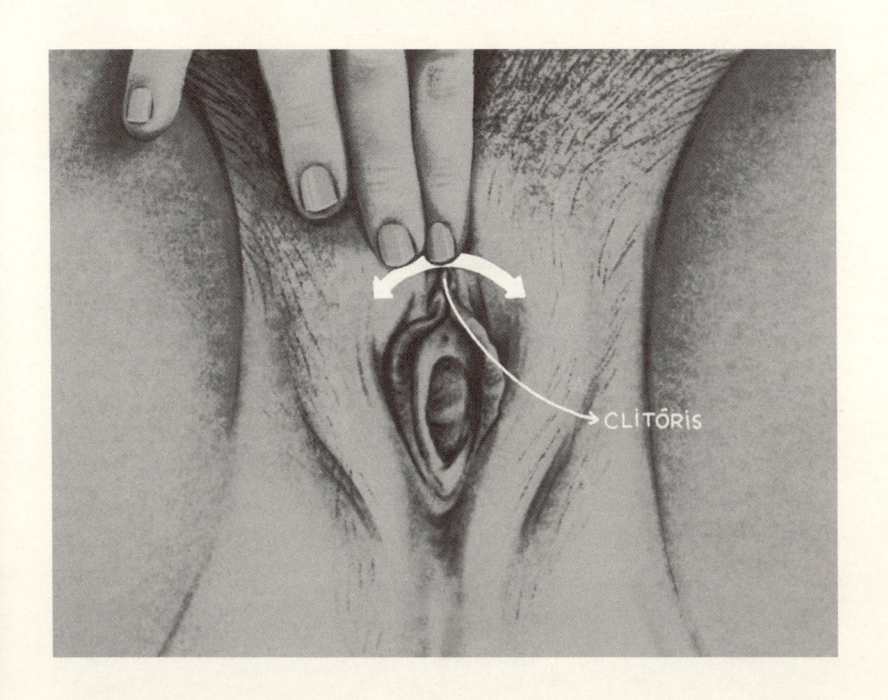

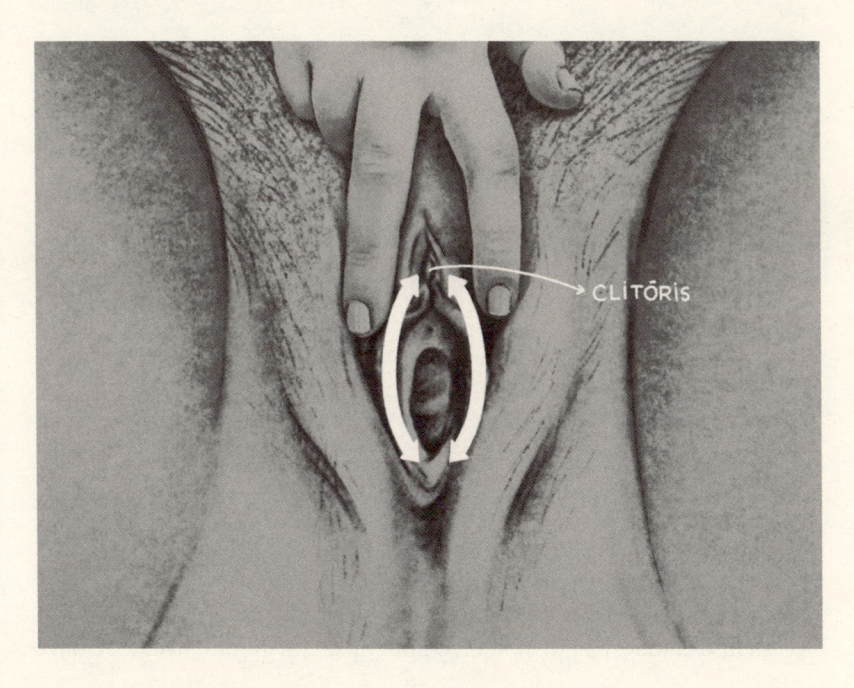

CLITÓRIS

CLITÓRIS

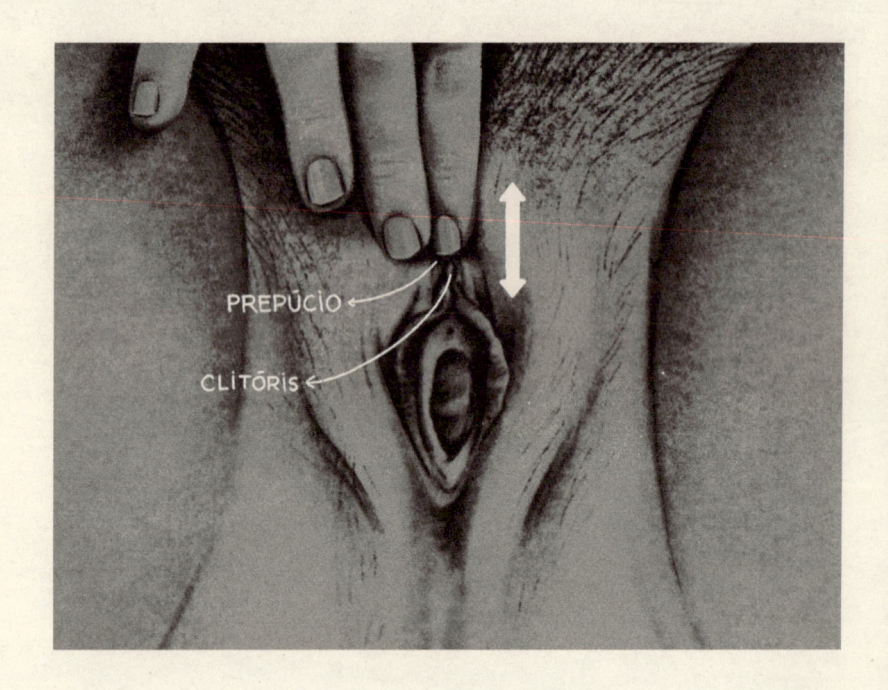

Intensidade

A pressão exercida tem potencial de promover experiências abundantes, com as possibilidades de algo muito suave (como uma pluma), suave, moderado, intenso e muito intenso, e, nesse último caso, é importante ter atenção para não causar dor em vez de prazer. Vá testando.

Você pode regular essa intensidade pelo movimento da pele, podendo apenas deslizar sobre ela, ou movê-la um pouco, ou movimentá-la de forma mais vigorosa.

Uso de apetrechos

Além das mãos, alguns objetos podem ser de grande utilidade para essa exploração, como travesseiros, vibradores, estimuladores de sucção e os dedos do seu parceiro(a).

Em mulheres que apresentam algum tipo de dor na região genital durante a prática sexual, estimuladores com vibração podem ser uma ótima opção, já que durante sua utilização os limiares de dor ficam reduzidos na grande maioria dos casos.

O uso do chuveirinho é relatado com frequência, notando-se uma preferência de uso em mulheres que não se sentem à vontade em tocar os genitais. Vale ressaltar que a pressão da água pode deixar a pele da região íntima mais sensível e também favorecer a proliferação de outros microrganismos pela retirada da barreira de proteção. Nesse caso, sugiro moderação. Em relação a não usar os próprios dedos para essa aventura, afirmo que você está deixando de obter um grande benefício de autoconhecimento, já que o tato nos permite enxergar de uma forma muito sensorial.

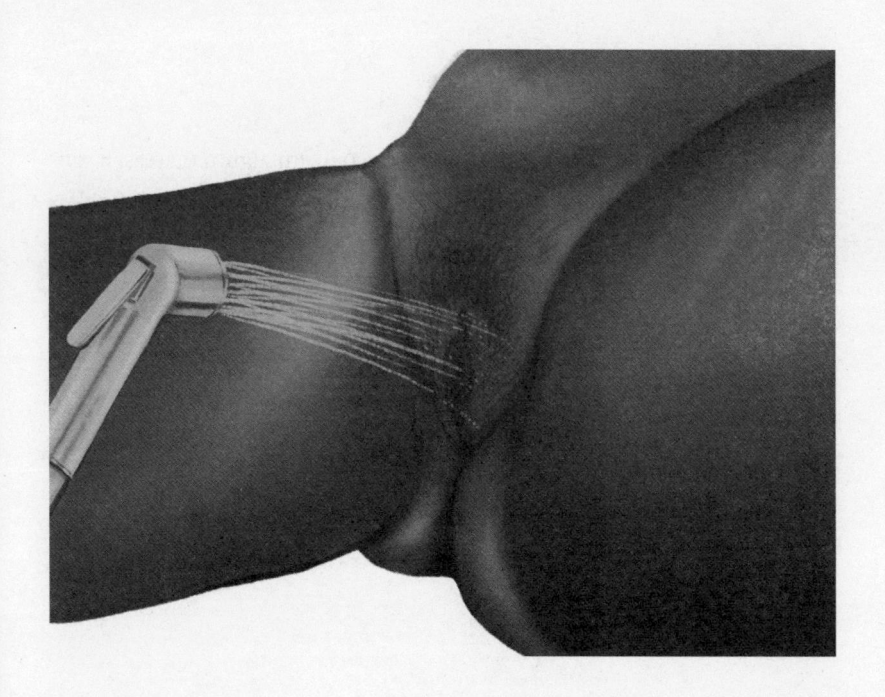

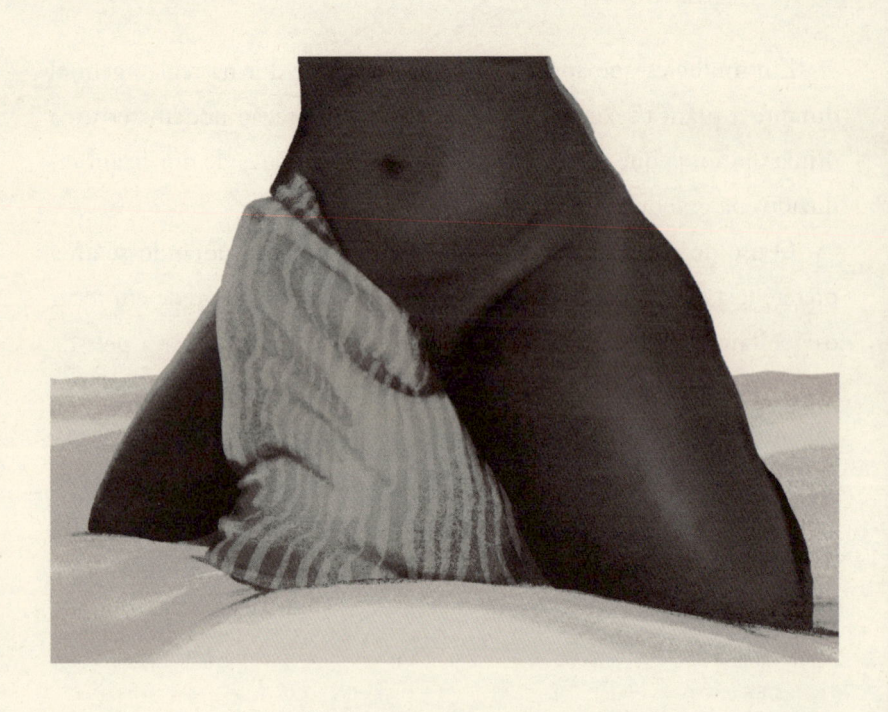

Foco

    Definitivamente, o prazer não é simétrico e, em algumas áreas, a sensibilidade prazerosa pode estar mais evidente e depois desaparecer. Por isso, o foco deve estar nas sensações e não nos locais, movimentos ou tipos de estímulos. Perpetuar as sensações agradáveis é o sentido que se está buscando. Esse caminho é individual e único, mas é claro que áreas mais agradáveis podem e devem receber mais atenção.

    Na obtenção do prazer, um sentimento de egoísmo temporário deve estar presente, um foco em suas sensações, sem preocupações, sem cronômetro, sem limites, sem questionamentos, apenas suas sensações. Aproveite-se!

BIBLIOGRAFIA

Introdução

Abdo, C. *Sexualidade humana e seus transtornos*. 2ª. ed. São Paulo: Lemos, 2000. pp. 31-2.

Abdo CHN, Fleury HJ. Aspectos diagnósticos e terapêuticos das disfunções sexuais femininas. Rev Psiq Clin. 2006; 33(3):162-67.

Basson, R.; Wierman, M.E.; van Lankveld, J.; Brotto, L. Summary of the Recommendations on Sexual Dysfunctions in Women. J Sex Med 2010; 7(1 Pt 2):314-326.

Benagiano, G.; Carrara, S.; Filippi, V. Social and Ethical Determinants of Human Sexuality: 1. The Need to Reproduce. Minerva Ginecol 2010; 62(04):349-359.

Brauer, M.; Lakeman, M.; van Lunsen, R.; Laan, E. Predictors of Taskpersistent and Fear-Avoiding Behaviors in Women with Sexual Pain Disorders. J Sex Med. 2014;11(12):3051-63. 2. Boardman, L.A.; Stockdale, C.K. Sexual Pain. Clin Obstet Gynecol. 2009;52(4):682-90.

Foucault, M. *História da sexualidade I: a vontade de saber*. Rio de Janeiro: Edições Graal, 1988.

Franjić, S. Female Sexual Dysfunction. Int J Reprod Med Sex Health. 2019; 1:24-29.

Masters, W.H.; Johnson, V.E. Human Sexual Response. Boston: Lippincott Williams & Wilkins, 1966.

Capítulo 1

Berman, J.; Berman, L. *Só para mulheres*. Rio de Janeiro: Record, 2003.

Lykkebo, A.W.; Drue, H.C.; Lam, J.U.H.; Guldberg, R. The Size of Labia Minora and Perception of Genital Appearance: A Cross-Sectional Study. Journal of Lower Genital Tract Disease. 2017. DOI: 10.1097/lgt.0000000000000308.

Marthol, H.; Hilz, M.J. Weibliche sexuelle Funktionsstörungen: Klassifikation, Diagnostik und Therapie [Female Sexual Dysfunction: A Systematic Overview of Classification, Pathophysiology, Diagnosis and Treatment]. Fortschr Neurol Psychiatr. mar. 2004;72(3):121-35. German. DOI: 10.1055/s-2004-818357. PMID: 14999592.

"*Mons pubis*", Enciclopédia Britânica Online, 2010.

O'Connell, H.; Sanjeevan, K. (2005). Anatomy of Female Genitalia. 10.1201/b14618-17.

Puppo V.; Pupp, G.; Anatomy of Sex: Revision of the New Anatomical Terms Used for the Clitoris and the Female Orgasm by Sexologists. Clinical Anatomy 2015; 28:293-304.

Puppo, V. Anatomy of the Clitoris: Revision and Clarifications about the Anatomical Terms for the Clitoris Proposed (without Scientific Bases) by Helen O'Connell, Emmanuele Jannini, and Odile Buisson. ISRN Obstet Gynecol. 2011;2011:261464. DOI: 10.5402/2011/261464. Epub 2011 Sep 15. PMID: 21941661; PMCID: PMC3175415.

Sobotta, *Atlas de Anatomia Humana*, 2018.

Velkey, M.; Hall, A.H.S.; Robboy, S. Normal Vulva: Embryology, Anatomy, and Histology, 2015.

Capítulo 2

ACOG Commitee on Practice Bulletins – Gynecology, 2020. ACOG Practice Bulletin n. 218. Schuroff, Ademir, et al. Pubalgia como uma das causas de dispareunia. Rev. Port. Ortop. Traum [online]. 2012, vol.20, n.1 [citado 2021-01-20], pp. 57-64.

American Psychiatric Association. Diagnostic and Statistical Manual of Mental Disorders (DSM-5). 5th ed. Washington, DC: APA, 2013.

Binik, Y.M.; Reissing, E.; Pukall, C.; et al. The Female Sexual Pain Disorders: Genital Pain or Sexual Dysfunction?. *Arch Sex Behav* 31, 425-429 (2002). https://doi.org/10.1023/A:1019892125163.

Bornstein, J.; Goldstein, A.T.; Stockdale, C.K.; Bergeron, S.; Pukall, C.; Zolnoun, D.; et al. 2015 ISSVD, ISSWSH, and IPPS Consensus Terminology and Classification of Persistent Vulvar Pain and Vulvodynia. The journal of sexual medicine. abr. 2016;13(4):607-12. PubMed PMID: 27045260.

Carvalho, A.; Carmo, O. Endometriose e disfunção sexual. *Acta Obstet Ginecol Port* [online]. 2019, vol.13, n.4 [citado 2021-01-20], pp. 228-234.

Cherng-Jye Jeng, The Pathophysiology and Etiology of Vaginismus, Taiwanese Journal of Obstetrics and Gynecology, v.43, Issue 1, 2004.

Chronic Pelvic Pain: ACOG Practice Bulletin, n. 218. Obstet Gynecol. mar. 2020;135(3):e98-e109. DOI: 10.1097/AOG.0000000000003716. PMID: 32080051.

Dias-Amaral, A.; Marques-Pinto, A. (2018). Female Genito-Pelvic Pain/Penetration Disorder: Review of the Related Factors and Overall Approach. Revista Brasileira de Ginecologia e Obstetrícia, 40(12), 787-793. https://doi.org/10.1055/s-0038-1675805.

Germaine, S. Painless, Fearless Sex after Menopause: Overcoming Vaginal Atrophy and Secondary Vaginismus. Unknown. Kindle edition.

Goldstein, A.; Pukall, C.; Goldstein, I. When Sex Hurts: A Woman's Guide to Banishing Sexual Pain (pp. 22-23). Hachette Books. Edição do Kindle.

Kim, H.K.; Kang, S.Y.; Chung, Y.J.; Kim, J.H.; Kim, M.R. The Recent Review of the Genitourinary Syndrome of Menopause. J Menopausal Med. 2015;21(2):65-71. DOI:10.6118/jmm.2015.21.2.65

MacLean, A.B.; Siddiqui, G. Terminology and Diagnosis of Vulval Pain. *Journal of Obstetrics and Gynaecology* 2013;33:7,651-654.

Mitchell, K.R.; Geary, R.; Graham, C.A.; Datta, J.; Wellings, K.; Sonnenberg, P.; Field, N.; Nunns, D.; Bancroft, J.; Jones, K.G.; Johnson, A.M.; Mercer, C.H. Painful Sex (Dyspareunia) in Women: Prevalence and Associated Factors in a British Population Probability Survey. BJOG 2017;124:1689-1697.

Moura T.R.; Nunes E.F.C.; Latorre G.F.S.; Vargas M.M. Dispareunia relacionada à via de parto: uma revisão integrativa. Rev Ciênc Med. 2018;27(3):157--165. http://dx.doi.org/10.24220/2318-0897v27n3a4283.

Mouritsen, L.; Larsen, J.P. Sintomas, incômodo e POP em mulheres encaminhadas com prolapso de órgão pélvico. Int Urogynecol J 14, 122-127 (2003). https://doi.org/10.1007/s00192-002-1024-1

Parish, S.J.; Nappi, R.E.; Krychman, M.L.; Kellogg-Spadt, S.; Simon, J.A.; Goldstein, J.A.; Kingsberg, S.A. Impact of Vulvovaginal Health on Postmenopausal Women: A Review of Surveys on Symptoms of Vulvovaginal Atrophy. Int J Womens Health. 29 jul. 2013;5:437-47. DOI: 10.2147/IJWH.S44579. PMID: 23935388; PMCID: PMC3735281.

Petersen, C.D.; Lundvall, L.; Kristensen, E.; Giraldi, A. Vulvodynia. Definition, diagnosis and treatment. Acta Obstet Gynecol Scand. 2008;87(9):893--901. DOI: 10.1080/00016340802323321. PMID: 18720031.

Rosenblatt, E.; Kane, S. Sex-Specific Issues in Inflammatory Bowel Disease. Gastroenterol Hepatol (NY). 2015;11(9):592-601.

Schuroff, A. et al. Pubalgia como uma das causas de dispareunia. Rev. Port. Ortop. Traum [online]. 2012, vol.20, n.1 [citado 20-01-2020], pp.57-64. http://www.scielo.mec.pt/scielo.php?script=sci_arttext&pid=S1646212220120001000007&lng=pt&nrm=iso. ISSN 1646-2122.

Tavares, E.; Martins, C.; Teixeira, J.; Dermatoses vulvares inflamatórias. Revista da SPDV 69(4), 2011.

ter Kuile, M.M.; van Lankveld, J.J.; de Groot, E.; Melles, R.; Neffs, J.; Zandbergen, M. Cognitive-Behavioral Therapy for Women with Lifelong Vaginismus: Process and Prognostic Factors. Behav Res Ther 2007;45(02):359-373 DOI: 10.1016/j.brat.2006.03.013.

Van Lankveld, J.J.D.M.; Granot, M.; Weijmar Schultz, W.C.M.; Binik, Y. M.; Wesselmann, U.; Pukall, C. F.; Achtrari, C. (2010). Women's Sexual Pain Disorders. The Journal of Sexual Medicine, 7(1), 615-631. DOI:10.1111/j.1743-6109.2009.01631.x

Capítulo 3

Coady, D. Healing Painful Sex: A Woman's Guide to Confronting, Diagnosing, and Treating Sexual Pain, 2011.

Prendergast, S.A.; Akincilar, E.H. Pelvic Pain Explained: What You Need to Know, 2016.

Sex Without Pain: A Self-Treatment Guide To The Sex Life You Deserve, 2014. Heather Jeffcoat DPT.

Silva e Lima, J.; Batista, P.V. Avaliação do "Q-TIP TEST" e da palpação dos pudendos como testes de diagnóstico de vulvodínia. jun. 2015. DOI:10.13140/RG.2.1.4259.8568. XIII Congresso Português de Ginecologia At: Espinho, Portugal.

Capítulo 4

Anderson, R.; Wise, D. *Headache in the Pelvis: A New Understanding and Treatment for Prostatitis and Chronic Pelvic Pain Syndromes*. São Francisco: National Center for Pelvic Pain Research, 2015.

Araujo, S.E.A.; Neto, A.S.; Castro, R.A.; Gurfinkel, E.; Oliveira, A.M.L.; Garcia, A.M.M.R. *Disfunções do assoalho pélvico*, São Paulo: Atheneu, 2017.

Brauer, M.; ter Kuile, M.M.; Janssen, S.A.; Laan, E. The Effect of Pain-Related Fear on Sexual Arousal in Women with Superficial Dyspareunia. Eur J Pain. Out. 2007;11(7):788-98. DOI: 10.1016/j.ejpain.2006.12.006. Epub 2007 Feb 15. PMID: 17303453.

Brotto, L.A.; Bergeron, S.; Zdaniuk, B.; Driscoll, M.; Grabovac, A.; Sadownik, L.A.; Smith, K.B.; Basson, R. A Comparison of Mindfulness-Based Cognitive Therapy Vs Cognitive Behavioral Therapy for the Treatment of Provoked Vestibulodynia in a Hospital Clinic Setting. J Sex Med. jun. 2019;16(6):909-923. DOI: 10.1016/j.jsxm.2019.04.002. Epub 15 maio 2019. PMID: 31103481

Berghmans, B. Physiotherapy for Pelvic Pain and Female Sexual Dysfunction: An Untapped Resource. Int Urogynecol J. Maio 2018;29(5):631--638. DOI: 10.1007/s00192-017-3536-8. Epub 9 jan. 2018. PMID: 29318334; PMCID: PMC5913379.

Carrubba A.R.; Ebbert J.O.; Spaulding A.C.; DeStephano D.; DeStephano C.C. Use of Cannabis for Self-Management of Chronic Pelvic Pain. J Women's Health (Larchmt). 2021 Sep;30(9):1344-1351. DOI: 10.1089/jwh.2020.8737. Epub 16 nov. 2020. PMID: 33252316.

Dahl, E.S.; Brochman, N.: *Viva a vagina: tudo que você sempre quis saber.* São Paulo: Companhia das Letras, 2017. Epub 25 mar. 2016. PMID: 27045258.

Dessie, S.G.; von Bargen, E.; Hacker, M.R.; Haviland, M.J.; Elkadry, E. A Randomized, Double-Blind, Placebo-Controlled Trial of Onabotulinumtoxin: A Trigger Point Injections for Myofascial Pelvic Pain. Am J Obstet Gynecol. 2019;221(5):517.e1-9.

Girão, M.J.B.C.; Sartori, M.C.F.; Ribeiro, R.M.; Castro, R.A.; Jármy-Di Bella, Z.I.K. *Tratado de uroginecologia e disfunções do assoalho pélvico.* São Paulo: Manole, 2014.

Goldstein, A.T.; Pukall, C.F.; Brown, C.; Bergeron, S.; Stein, A.; Kellogg-Spadt, S. Vulvodynia: Assessment and Treatment. J Sex Med. 2016 Apr;13(4):572-90. DOI: 10.1016/j.jsxm.2016.01.020.

Jones, K.D.; Lehr, S.T. Vulvodynia: Diagnostic Techniques and Treatment Modalities. Nurse Pract. abr. 1994;19(4):34,37-46. DOI: 10.1097/00006205-199404000-00009. PMID: 8035960.

Kingsberg, S.A.; Althof, S.; Simon, J.A.; Bradford, A.; Bitzer, J.; Carvalho, J.; Flynn, K.E.; Nappi, R.E.; Reese, J.B.; Rezaee, R.L.; Schover, L.; Shifrin, J.L. Female Sexual Dysfunction-Medical and Psychological Treatments, Committee 14. J Sex Med. dez. 2017;14(12):1463-1491. DOI: 10.1016/j.jsxm.2017.05.018. Erratum in: J Sex Med. fev. 2018;15(2):270. PMID: 29198504.

Labuschagne, E.; van Niekerk, M. (2019). Sensory Processing of Women Diagnosed with Genito-Pelvic Pain/Penetration Disorder: A Research Proposal. BMC Research Notes. 12. 10.1186/s13104-019-4612-6.

Liu, M.; Juravic, M.; Mazza, G.; Krychman, M.L. Vaginal Dilators: Issues and Answers. Sex Med Rev. Abr. 2021;9(2):212-220. DOI: 10.1016/j.sxmr.2019.11.005. Epub 31 jan. 2020. PMID: 32014450.

Magee, D.J.; Zachazewski, J.E.; Quillen, W. S.; Manske, R.C. Pathology and Intervention in Musculoskeletal Rehabilitation. E-Book.

Marthol, H.; Hilz, M.J. Weibliche sexuelle Funktionsstörungen: Klassifikation, Diagnostik und Therapie [Female Sexual Dysfunction: A Systematic Overview of Classification, Pathophysiology, Diagnosis and Treatment]. Fortschr Neurol Psychiatr. Mar. 2004;72(3):121-35. German. DOI: 10.1055/s-2004-818357. PMID: 14999592.

Martins, W.P.; Lara, L.A.; Ferriani, R.A.; Rosa-E-Silva, A.C.; Figueiredo, J.B.; Nastri, C.O. Hormone Therapy for Female Sexual Function During Perimenopause and Postmenopause: A Cochrane Review. Climacteric. Abr. 2014;17(2):133-5. DOI: 10.3109/13697137.2013.828688. Epub 28 out. 2013. PMID: 23895350.

Melnik, T.; Hawton, K.; McGuire, H. Interventions for Vaginismus. Cochrane Database Syst Rev. 12 dez. 2012;12(12):CD001760. DOI: 10.1002/14651858.CD001760.pub2. PMID: 23235583; PMCID: PMC7072531.

Montenegro, M.L.; Braz, C.A.; Rosa-e-Silva, J.C.; Candido-dos-Reis, F.J.; Nogueira, A.A.; Poli-Neto, O.B. Anaesthetic Injection Versus Ischemic Compression for the Pain Relief of Abdominal Wall Trigger Points in Women with Chronic Pelvic Pain. BMC Anesthesiol. 2015;15:175.

Petersen, C.D.; Lundvall, L.; Kristensen, E.; Giraldi, A. Vulvodynia. Definition, Diagnosis and Treatment. Acta Obstet Gynecol Scand. 2008;87(9):893--901. DOI: 10.1080/00016340802323321. PMID: 18720031.

Rullo, J.E.; Lorenz, T.; Ziegelmann, M.J.; Meihofer, L.; Herbenick, D.; Faubion, S.S. Genital Vibration for Sexual Function and Enhancement: A Review of Evidence. Sex Relation Ther. 2018;33(3):263-274. DOI: 10.1080/14681994.2017.1419557. Epub 2018 Jan 2. PMID: 33223960; PMCID: PMC7678782.

Silva, M.P.P.; Marques, A.A.; Amaral, M.P. *Tratado de fisioterapia em saúde da mulher.* Rio de Janeiro: Grupo Gen, 2018.

Yaraghi, M.; Ghazizadeh, S.; Mohammadi, F.; Ashtiani, E.M.; Bakhtiyari, M.; Mareshi, S.M.; Sarfjoo, F.S.; Eftekhar, T. Comparing the Effectiveness of Functional Electrical Stimulation Via Sexual Cognitive/Behavioral Therapy of Pelvic

Floor Muscles Versus Local Injection of Botulinum Toxin on the Sexual Functioning of Patients with Primary Vaginismus: A Randomized Clinical Trial. Int Urogynecol J. Nov. 2019;30(11):1821-1828. DOI: 10.1007/s00192-018.

Capítulo 5

Berman, J.; Berman, L. *Só para mulheres*. Rio de Janeiro: Record, 2003.

Brauer, M.; Le Kuile, M.M.; Janssen, S.A.; Laan, E. (2007). The Effect of Pain-Related Fear on Sexual Arousal in Women with Superficial Dyspareunia. European Journal of Pain, 11: 788-798. https://doi.org/10.1016/j.ejpain.2006.12.006.

Heim, L.J. Evaluation and Differential Diagnosis of Dyspareunia. Am Fam Physician. 15 abr. 2001;63(8):1535-44. PMID: 11327429.

Kim, S.J.; Kim, J.; Yoon, H. Dor sexual e IC/ BPS em mulheres. BMC Urol 19, 47 (2019). https://doi.org/10.1186/s12894-019-0478-0.

Malta, N. J. F.; Cestari, M. E. W.; Jung Pisicchio, R.; Pinto, K.R.T.F.; Souza, G.G.; Medeiross, F.F. (2020). Fatores que interferem no prazer e na atividade sexual em mulheres. Revista Eletrônica Acervo Saúde, (38), e1755. https://doi.org/10.25248/reas.e1755.2020.

Puppo, V.; Puppo, G. (2015). Anatomy of Sex: Revision of the New Anatomical Terms Used for the Clitoris and the Female Orgasm by Sexologists. Clin. Anat., 28:293-304. https://doi.org/10.1002/ca.22471.

Rosemary, B. (2000). The Female Sexual Response: A Different Model, Journal of Sex & Marital Therapy, 26:51-65, DOI: 10.1080/009262300278641

Capítulo 6

Bowman, C.P. Women's Masturbation: Experiences of Sexual Empowerment in a Primarily Sex-Positive Sample. Psychology of Women Quarterly. 2014;38(3):363-378. DOI:10.1177/0361684313514855.

Braun, V.; Kitzinger, C. (2001). The Perfectible Vagina: Size Matters, Culture, Health & Sexuality, 3:3, 263-277, DOI: 10.1080/13691050152484704.

Buisson, O. 2010. Le point G ou l'absence de medecine sexuelle feminine. Gynecol Obstet Fertil 38:781-784.

Lough, G.; Saunders, M. Encouraging Healthy Attitudes to Sex. Nurs N Z. Nov. 2001;7(10):17. PMID: 12012972.

Meston, C.M.; Stanton, A. M. Understanding Sexual Arousal and Subjective-Genital Arousal Desynchrony in Women. Nat Rev Urol 16, 107-120 (2019). https://doi.org/10.1038/s41585-018-0142-6.

Meston, C.M.; Levin, R.J.; Sipski, M.L.; Hull, E.M.; Heiman, J.R. Women's Orgasm. Annu Rev Sex Res. 2004;15:173-257. PMID: 16913280.

Ostrzenski, A. 2012. G-Spot Anatomy: A New Discovery. J Sex Med 9:1355-1359.

Puppo, V.; Gruenwald, I. Does the G-spot Exist? A Review of the Current Literature. Int Urogynecol J. Dez. 2012;23(12):1665-9. DOI: 10.1007/s00192-012-1831-y. Epub 6 jun. 2012. PMID: 22669428.

Puppo, V.; Puppo, G. Anatomy of Sex: Revision of the New Anatomical Terms Used for the Clitoris and the Female Orgasm by Sexologists. Clinical Anatomy (New York, N.Y.). Abr. 2015;28(3):293-304. DOI: 10.1002/ca.22471.

Puppo, V. 2011b. Embryology and Anatomy of the Vulva: The Female Orgasm and Women's Sexual Health. Eur J Obstet Gynecol Reprod Biol 154:3-8.

Séguin, L.J.; Rodrigue, C.; Lavigne, J. (2018). Consuming Ecstasy: Representations of Male and Female Orgasm in Mainstream Pornography, The Journal of Sex Research, 55:3, 348-356, DOI: 10.1080/00224499.2017.1332152

Rubio-Casillas, A.; Jannini, E.A. (2011). New Insights from One Case of Female Ejaculation. The Journal of Sexual Medicine, 8:3500-3504. https://doi.org/10.1111/j.1743-6109.2011.02472.x

Whipple, B.; Ogden, G.; Komisaruk, B.R. Physiological Correlates of Imagery-Induced Orgasm in Women. Arch Sex Behav. Abr. 1992;21(2):121--33. DOI: 10.1007/BF01542589. PMID: 1580785.

Capítulo 7

Hensel, D.J.; von Hippel, C.D.; Lapage, C.C.; Perkins, R.H. (2021). Women's Techniques for Making Vaginal Penetration More Pleasurable: Results from a Nationally Representative Study of Adult Women in the United States. PLoS ONE 16(4): e0249242. https://doi.org/10.1371/journal.pone.0249242.

Nagoski, E. *A revolução do prazer: como a ciência pode levar você ao orgasmo*. Rio de Janeiro: Guarda-chuva, 2018.

AGRADECIMENTOS

QUERIDA LEITORA, OBRIGADA POR TER CHEGADO até aqui comigo! Como nunca havia escrito nenhum livro, confesso que achei que pudesse ser solitário, mas, para minha surpresa, foi extremamente prazeroso transcrever parte da minha bagagem de trabalho.

Conduzi a experiência da escrita deste livro como sigo minha rotina no consultório, somando as opções de avaliação e terapêuticas de tratamento com o aprendizado que obtive com cada mulher que chegou até a mim trazendo uma jornada de problemas na esfera sexual.

Algumas pessoas desempenharam papéis fundamentais nessa experiência. Muitas me ajudaram a pensar, através de longas conversas sobre as diversas nuances dessas condições, outras me ajudaram a escrever, inclusive me apresentando livros com diferentes abordagens, e outras formaram uma imensa escola para que eu executasse esta obra.

Monica Athayde foi a primeira pessoa a acreditar na realização deste livro e foi uma amiga fundamental para que este plano se concretizasse. Você foi minha bússola e me manteve no rumo, sem jamais me permitir duvidar desse projeto. Seu entusiasmo, energia e paixão me motivaram.

Janaína Senna, minha editora, foi extraordinária. Junto com a diretora editorial Daniele Cajueiro, compreendeu a importância dessa literatura para o desenvolvimento da potência sexual feminina. As duas forneceram todos os recursos disponíveis por trás deste trabalho.

Jamais poderei expressar meu agradecimento e a importância da contribuição dos meus pacientes, que me honraram com sua confiança e trilharam o caminho do aprendizado e do desenvolvimento profissional. Não vou citar nomes, porque nem todas se sentiriam à vontade com a exposição, e são centenas de pessoas que passaram por mim, com o desejo de mudar suas histórias. A lista de agradecimentos agrega muitas amigas e alguns amigos que ouviram insistentemente meus debates sobre como a saúde e a sexualidade feminina precisam ser mais discutidas.

Minhas seguidoras nas redes sociais: todas vocês têm um lugar especial no meu coração. Vocês não são números, e sim pessoas que acreditam na possibilidade de transformação do cenário sexual feminino. Tenho muito orgulho do que temos feito até agora, expondo e comentando assuntos considerados tabus por décadas. Estamos transformando o mundo.

Quero agradecer a todos os homens e mulheres que se dedicam a cuidar da saúde física e mental das mulheres. Trabalho em parceria com vários profissionais competentes e aprendo muito com eles.

Algumas mulheres na minha vida me mantiveram motivada. Minha filha Jessica e minha neta Bárbara, vocês sabem o que significam para mim e como me auxiliaram a me tornar uma mulher melhor.

Meus enteados Laura e Tercio e meus netos por empréstimo, Vi, Bia e Leo, espero que estejamos sempre juntos. Eu me sinto muito honrada em ter vocês comigo.

Aos meus pais, agradeço a resiliência e a determinação.

Elcio, estamos juntos há quase um quarto de século, uma vida inteira de aprendizados e muita alegria. Foi você que deu o nome desta obra e apoiou cada minúsculo suspiro meu de trabalho e aprendizado. Agradeço a ajuda e conselhos e toda a dedicação que não é possível descrever.

Espero que este livro contribua na construção de uma sociedade mais saudável, e que, quando minha neta Bárbara tiver idade para aproveitar sua vida íntima, se sinta livre e segura.

Direção editorial
Daniele Cajueiro

Editora responsável
Janaína Senna

Produção editorial
Adriana Torres
Júlia Ribeiro
Juliana Borel

Copidesque
Bárbara Anaissi
Maria Helena Rouanet

Revisão
Carolina Leocádio
Carolina Rodrigues
Taís Entriel
Luíza Côrtes
Mariana Oliveira

Diagramação
Ranna Studio

Este livro foi impresso em 2023
para a Agir.